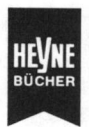

W0073844

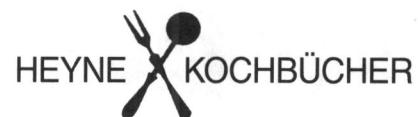

Rose-Marie Nöcker

Fit mit Rohkost

Sonne essen - ungekocht
150 Rezepte
zur
Rohkosttherapie

Originalausgabe

WILHELM HEYNE VERLAG
MÜNCHEN

HEYNE KOCHBUCH
07/4689

Dieses Buch erschien bereits unter dem Titel »*Lichtkost*« und
der *Bandnummer 07/4640* in der Kochbuchreihe.

Copyright © 1992
by Wilhelm Heyne Verlag GmbH & Co. KG, München
Printed in Germany 1996
Umschlaggestaltung: Atelier Ingrid Schütz, München
Umschlagfoto: Bodo A. Schieren, Gruner & Jahr Fotoservice
Satz: Schaber Satz- und Datentechnik, Wels
Druck und Bindung: RMO-Druck, München

ISBN 3-453-09920-6

Für Pitschy

*»Oh, Ihr Götter, wie viele Menschen beschäftigt
ein einziger Bauch!«*

SENECA (1—65 n. Chr.)

INHALT

Abkürzungen und Erklärungen:

EL   = Eßlöffel
g   = Gramm
l   = Liter
1 Tasse = $\frac{1}{8}$ l

Die Rezepte sind jeweils für ca. 4 Personen berechnet.

Vorwort

Der »Fortschritt« nannte es »spinatgrüne Erhabenheit« und meinte, die wahre Perversion liege nicht in der Technisierung der Natur, sondern in unserer Ideologie der Natürlichkeit: Körnerfresser, Vegetarier, Rohköstler ...

Ein Mensch verzehrt im Leben 60 Tonnen Nahrungsmittel, 40 davon in flüssiger Form. Allein zwischen 1950 und 1990 hat sich in der alten Bundesrepublik der Schweinefleischverbrauch verdreißigfacht. Im Münchner Hauptschlachthof werden pro Stunde 400 Schweine geschlachtet. Fleisch ist eine sträfliche Umwegernährung und Raubbau an der Erde. Oder anders gesagt: Jede Stunde sterben 1500 Kinder an Hunger.

Essen und Trinken ist heute nicht mehr jenes private Vergnügen, Gastlichkeit und Zeremoniell. Experten haben für die nächsten Jahrzehnte Hungersnöte vorausgesagt. Katastrophen, die wir allzugern verdrängen. Jahr für Jahr werden Millionen Tonnen Weizen künstlich im Ertrag gesteigert und anschließend künstlich ungenießbar gemacht. So fordert es unser System. Und auf der anderen Seite werden Milliarden zusammengebettelt. »Brot für die Welt« soll unser Gewissen erleichtern.

In dieser schwierigen Welt so zu leben, daß sie lebenswert bleibt, und den persönlichen Lebensstil zu finden, heißt im Essen die Kultur des Alltags zu schaffen. Eine Gesundheitsbildung, die nicht im Persönlichen steckenbleibt, ist eine der Aufgaben unserer Zeit: eine tägliche Herausforderung. Bewußtes Essen und der Aufbau einer systematischen, gesundheitsfördernden Ernährungskultur fordern ganzheitliches Denken und Verantwortung. Das ist keine Ideologie, sondern NOT-WENDIGKEIT.

Die sanfte Energie des Ungekochten, die Lichtkost, ist eine vernünftige Ernährung. Sie umschließt die Umwelt, die Mitwelt und die Erlebniswelt.

Und denken Sie daran: Mir geht es gut, wenn es Ihnen gutgeht. Zwischen roh und gekocht, zwischen Licht und Dunkel gibt es viele Möglichkeiten einer individuellen Wahl.

Prometheus stahl das Feuer. Allzulange haben wir alle damit gekocht. Nehmen wir uns nun die Zeit, darüber nachzudenken. Die Rohkostpioniere stellen anheim ...

Rohkost ist Lichtkost

Rohkost und somit Lichtkost — was ist das? Nun, wir wissen es doch alle: das Licht der Sonne stellt die Grundlage jeder Form von Leben auf der Erde dar.

Eva verführte Adam mit dem Apfel — war dieser etwa gekocht? Licht ist die primäre Energiequelle, die von den Lebewesen dazu genutzt wird, hochwertige Nahrung zu gewinnen. Licht wirkt in vielen unsichtbaren molekularen Vorgängen. Es regt an und setzt wichtige Reaktionen erst in Gang.

Lichtkost ist jene Nahrung, die so natürlich wie möglich in unseren Organismus gelangt, um dort im wahrsten Sinne des Wortes »auszustrahlen«. Dr. Fritz Popp, ein biologisch orientierter Physiker, hat in seinen Arbeiten dieses Licht in der Rohkost sichtbar gemacht. Er erbrachte den wissenschaftlichen Beweis, daß alle Lebenserscheinungen — einschließlich der krankhaften — miteinander verbunden sind.

Solange Samen zum Beispiel trocken liegen, ist ihre Lebenskraft, die sich in Form von Lichtaussendungen zeigt, sehr gering. Sobald aber die Samensubstanzen durch Wärme und Feuchtigkeit zum Leben erweckt werden, wird eine unvergleichlich größere Lichtausstrahlung nachweisbar.

Für die Vollwertküche wird empfohlen, etwa die Hälfte der täglichen Nahrungsmenge roh zu essen. Alle reden von Vollwert, doch immer noch wird entschieden zuviel gekocht. Immer noch gilt der Satz, der von der Großmutter über die Tochter bis zum Enkel überliefert wurde: Einmal am Tag was Warmes!

Aber das ist doch nur eine mitgeschleppte Vorstellung. Nicht die heiße Suppe wärmt, sondern das, was in der Suppe an Naturkraft steckt. Nicht die sozusagen mechanische Wärmeeinwirkung

»heizt uns ein« — es ist die in den Nahrungsstoffen gespeicherte, bei der Verdauung im Körper freigesetzte Kraft des Sonnenlichts, die unsere lebensnotwendige Körpertemperatur erzeugt und erhält.

Lichtkost umfaßt neben Gemüse und Sprossen auch Getreide und Nüsse und im weitesten Sinne ungekochte Milch und Käse aus nicht pasteurisierter Milch. Seit Millionen Jahren ernährt sich der Mensch von Gemüsen; Samen und Getreide haben den Menschen geprägt, und der Mensch hat sie geprägt.

Das ist unsere Geschichte und das Thema der Rohkost.

Um die Jahrhundertwende wurden in Deutschland jährlich dreißig bis vierzig Kilogramm Gemüse pro Kopf verzehrt. Seit 1950 stieg der Pro-Kopf-Verbrauch von fünfzig auf fünfundsiebzig Kilogramm (1991). Und diese Verbrauchssteigerung könnte durchaus weiterhin anhalten.

Gemüse hat eine hohe Dichte an Vitaminen und Mineralstoffen und — was für die ungekochte Verwendung entscheidend ist — an Aromastoffen, Bitterstoffen, organischen Säuren und Enzymen. Enzyme steuern den Stoffwechsel im Organismus und helfen heilen. In Verbindung mit den aromatischen Wirkstoffen ist Gemüse Medizin.

Schon eine kurze Erhitzung beeinträchtigt die Qualität des Lichts im Gemüse. Das Licht ist — so Popp — über die Nahrung Information für die Zellen. Die Wissenschaft schweigt noch weitgehend über das Zusammenwirken von Duftstoffen, organischen Säuren und Pflanzenhormonen in den menschlichen Zellstrukturen. Doch wir wissen über die »Information« des Wohlgeschmacks, daß die Verbindung aller Stoffe, einschließlich des Wasser- und des Kohlehydratanteils und der Ballaststoffe, unserer Gesundheit dient.

Die im Gemüse enthaltenen Vitamine — wie K und C, die B-Gruppe und das Provitamin A — decken unseren Bedarf und stützen vorbeugend unser Immunsystem in einer stetig unzuträglicher werdenden Umwelt.

Wer eine gute Balance zwischen Blatt, Wurzel, Knolle, Frucht und Gemüsesprossen in seinem Salat herstellt, wird ganzheitlich, über alle Nährstoffempfehlungen hinaus, versorgt sein.

Auch neu für mich: Die beste Lebendigkeit haben vergorene Gemüse. Wie die Rohkost haben sie eine besonders gute Wirkung bei der Krebsbehandlung. Die Milchsäure begünstigt die Entwicklung der hilfreichen Darmbakterien, die wiederum ihre schädlichen Verwandten vertilgen. Die Verdauung wird verbessert, und die Nährstoffe werden gut assimiliert. Schließlich leben wir doch nur aus dem, was wir dem Körper zuführen, was er aufnimmt — aufnehmen kann. Vergorenes und Sprossen zum Beispiel sind vorverdaute Nahrung, belasten also das überlastete oder kranke Verdauungssystem nicht — vielmehr helfen sie es zu heilen und zu regenerieren.

So hat Dr. Johannes Kuhl milchsäurevergorene Gemüse als wichtigsten Bestandteil der täglichen Ernährung benannt, und er empfiehlt bis zu 75 Prozent in einer Krebstherapie.

Wenn wir Rohkost essen, helfen wir unserem Körper, sich selbst zu helfen. Einer Reihe von Krankheiten kann vorgebeugt werden, eine Reihe von Krankheiten kann günstig beeinflußt werden. Nicht nur Krebs — auch Arthritis, Herz- und Kreislaufstörungen, Diabetes und Leukämie können mit Lichtkost geheilt werden; aufsehenerregend sind die Heilanzeigen bei Neurodermitis.

Vitamine und Enzyme bedeuten absolute Frische und Lebendigkeit — die Information GESUNDHEIT. Das hat weder mit Geheimwissenschaft noch mit Ideologie zu tun, denn Leben kommt von Leben.

Über die Bestandsaufnahme hinaus, was Rohkost ist, bleibt die Frage nach dem Leben unserer Erde. Lichtkost ist eine äußerst sparsame Kost. Ungekocht und wohlgekaut wird Nahrung optimal ausgewertet. So ist Lichtkost in jeder Weise ökologisch.

Es gibt nur eine Möglichkeit, Rohkost zu erleben:
Probieren Sie sie aus!

Die Rohkostpioniere

Wo du durch ein Nahrungsmittel heilen kannst, da verordne keine Arznei, und wo einfache Mittel ausreichen, da nimm keine zusammengesetzten.

RHASES, gest. 925 v. Chr.

London, 1847. Die Gründung der ersten vegetarischen Vereinigung war Ausdruck eines neuen Lebensgefühls. Jenem Zeitgeist entsprach die Ernährungsweise. Essen ist die »Heiligung des Alltags«, eine Handlung von hoher Würde. Sie kann zu neuem Fühlen und Denken führen. Sie kann sensibilisieren.

In Zürich propagierte MAX BIRCHER-BENNER die »Rohkost«. Mit dieser Nahrung gab er Anstoß zu ganzheitlichem Denken, band Lebensführung und das Erwachen innerer Kräfte in seinen Heil-Plan ein. Sein Anstoß ging mit dem Bircher-Müsli um die Welt.

»Wir gehen durch das Leben, den Blick nach außen gewendet. In uns aber leben die Wunder der Seele, und wir wissen nichts davon.«

MAX BIRCHER-BENNER

Max Bircher-Benner

Der Schweizer wurde 1867 geboren. Als Mediziner lernte er aus »dem größten Lehrbuch des Arztes, aus der Ernährungsgeschichte der Kranken«. Er entwickelte daraus seine »Ordnungstherapie«, die neben Anweisungen zur allgemeinen Lebensführung die Ernährung als wichtigen Heilfaktor herausstellte. Die Pflanzen, so sagte er, speichern Sonnenlicht und wandeln es um in eine ganz bestimmte Komposition von Nährstoffen (Eiweiß, Fett, Kohlehydrate), Vitaminen, Mineralstoffen, Hormonen usw., und nur diese Organisation verheißt die optimale Wirkung der Nahrung. Das heißt, nicht nur die Form, sondern auch ein bestimmtes Mengenverhältnis der Nähr- und Wirkstoffe ist ausschlaggebend. Jede Veränderung durch Hitze, Gärung, Fäulnis und Kälte verändert diese Organisation und mindert die Wirkung. Frische Rohkost bietet demnach für den Kranken unvergleichliche Heilkraft und für den Gesunden Schutz vor Krankheiten. Eindrucksvoll belegte er seine Theorien mit umfangreichen wissenschaftlichen Studien. Vielen Patienten, von der Schulmedizin aufgegeben, die an Multipler Sklerose, Multipler Tuberkulose, Polyarthritis etc. litten, konnte er helfen. Seine therapeutische und wissenschaftliche Arbeit wird heute noch an der Zürcher BIRCHER-BENNER-Klinik fortgeführt.

Josef Evers

Der Arzt verglich Gebisse von Wildtieren und Menschen. Er kam zu dem Schluß, daß die Urnahrung des Menschen Früchte, Wurzeln und Nüsse waren. Diese Nahrungsmittel seien die einzigen, die Menschen ohne Widerwillen roh und ungewürzt essen. Entscheidend war für EVERS jedoch nicht die Auswahl, sondern die Zubereitung der Nahrungsmittel. Seine epidemiologischen Untersuchungen bestätigten, daß überall dort, wo Lebensmittel möglichst naturbelassen verzehrt werden, die Stoffwechselerkrankungen der hochzivilisierten Gesellschaften so gut wie unbekannt sind. Darüber hinaus bezog er sich in seiner Theorie auf den menschlichen Instinkt.

Nach dem Grundsatz möglichst naturbelassener Nahrung entwickelte er die nach ihm benannte Diät, eine überwiegend vegetabile Rohkost, ergänzt durch rohe Milch, Butter, Eier und Vollkornbrot. Einige Nahrungs- und Genußmittel sind ausdrücklich verboten. Dem verwöhnten Gaumen seiner Patienten, wenn sie sich auf dem Weg der Besserung befanden, machte er Zugeständnisse: eine mit wenigen erhitzten Speisen angereicherte Diät. In seiner Klinik behandelte er hauptsächlich Patienten, die an der als unheilbar geltenden Multiplen Sklerose litten. Seine umfangreichen Studien zum Therapiewert der Diät bei dieser Erkankung wurden in der Fachwelt ausführlich diskutiert. Die Rohkost-Therapie setzt heute einer seiner Söhne — leicht abgewandelt — fort.

Kurvorschrift bei schweren Stoffwechselkrankheiten

Erlaubt sind:

- rohe Früchte (auch Nüsse, Tomaten etc.)
- rohe Wurzeln
- rohe Milch
- Butter
- Körnerfrüchte (rohe Haferflocken, gekeimtes Getreide)
- Vollkornbrot
- rohes Ei
- Bienenhonig
- Wasser

Verboten sind:

- rohes Blatt-, Stengel- und Kräutergemüse sowie Kartoffeln
- Nikotin, Kaffee, Kakao, Tee
- Zucker, Salz, Senf, Essig, Pfeffer und Süßstoff

J. G. Schnitzer

Der Zahnarzt beschäftigte sich intensiv mit dem Zusammenhang
zwischen Ernährung und dem Zustand der Zähne. Sie waren für
ihn der empfindlichste Gradmesser für richtige oder falsche Ernährung. Die Zähne geben Aufschluß über den allgemeinen Ge-
sundheitszustand. SCHNITZER suchte nach einer Ernährung, die
optimale Bedingungen zur Selbstheilung schafft. Zur Heilung und
Vitalitätssteigerung entwickelte er die SCHNITZER-Intensivkost, die
er als gesündeste Form der SCHNITZER-Kost bezeichnete.
Prinzipien sind:

- vollwertige, natürliche Lebensmittel, keine Teilprodukte (z. B.
  Auszugsmehl)
- keine hitzedenaturierten Lebensmittel
- wenn möglich aus kontrolliertem Anbau stammende Lebensmittel

Zu meiden sind:

- jeglicher Industriezucker und damit versetzte Produkte
- alle Auszugsmehle und damit hergestellte Produkte
- Säfte aller Art
- gekochtes Gemüse und gekochtes Obst
- Fleisch, Fleischprodukte und Fisch
- Milch und Milchprodukte
- gehärtete Fette und übliche Speiseöle mit geringem Anteil
  hochungesättigter Fettsäuren
- Bier, Wein, andere Alkoholika
- Kaffee, Nikotin und andere Suchtgifte

Bei besonderen Anlässen sind Ausnahmen erlaubt.
Die SCHNITZER-Normalkost hat als Basis die SCHNITZER-Intensivkost, enthält aber zusätzlich noch einige Nahrungsmittel wie

Vollkornbrote und –gebäcke, Milch, Milchprodukte, Kartoffeln usw. Dem Gesunden bringen diese Zusätze keine Nachteile.

Heute erhalten Hunderte von Ärzten regelmäßig die Mitteilungen SCHNITZERS und machen z. T. Rückmeldungen über ihre Erfahrungen.

Guy Claude Burger

In Frankreich begründete der ehemalige Physiker das *Centre d'Instinctotherapie*. Er ging davon aus, daß wir genetisch, also vom Stoffwechsel her, gar nicht an denaturierte Nahrung angepaßt sind. Darum kann der Körper die zahlreichen bei der Erhitzung entstehenden Stoffe nicht verarbeiten. Sie lagern sich ab und machen krank. »Gebrauchsanweisung« für ursprüngliche Nahrung ist für ihn der Instinkt, aber nur unter den Bedingungen, für die er programmiert ist. Das heißt, korrekte Anweisungen gibt der Instinkt nur bei naturbelassener Nahrung. Kochen bewirkt demnach, daß der Mensch Lebensmittel ißt, die er roh instinktiv ablehnen würde, da sie seiner Gesundheit schaden.

So sind bei BURGER alle Lebensmittel im ursprünglichen Zustand erlaubt. Praktisch alle Veränderungen sind verboten. Er formulierte das Gesetz des Ernährungsinstinktes: »Jedes ursprüngliche, geruchlich wie geschmacklich anziehende Nahrungsmittel ist für den Organismus nützlich und umgekehrt.« Daher wird ein Lebensmittel, bevor es verzehrt wird, beschnuppert. Nur wenn der Geruch angenehm ist, wird es gegessen und gut gekaut. Ein nützliches Nahrungsmittel kann während des Verzehrs, und zwar sobald der Bedarf gedeckt ist, unnütz oder sogar schädlich sein. Der anfangs angenehme Geschmack schlägt um. Instinktiv tritt eine geschmackliche Sperre ein. Es sollte dann, je nach Bedarf, ein anderes Lebensmittel gewählt oder das Essen beendet werden.

BURGERS Ideen werden heute auch in Deutschland weiterentwickelt.

Von der **Instinktotherapie** abgelehnte Veränderungen der Lebensmittel:

1. mechanische Denaturierung durch: Mischen, Würzen, Aufeinanderschichten, Extrahieren, Zerkleinern, Pressen, Mixen usw.

2. thermische Denaturierung durch: verschiedene Gärungsprozesse, Heißlufttrocknung, Kühlen, Tiefgefrieren, Bestrahlen usw.

3. künstliche Auslese durch bestimmte Landbau- und Viehzuchttechniken

4. Konsum von Tiermilch und ihren Derivaten

5. Chemikalien: Düngemittel, Pestizide, Additive, Syntheseprodukte, Medikamente usw.

Die Geschichte
unserer Gemüse

Abenteuerlich ist der Werdegang unserer Nahrungspflanzen: vom Wildwuchs über »primitive« Landwirtschaft zu Kultivierung und heutiger Hochleistungszucht.

Unzählbar war der Reichtum, die Population der einzelnen Pflanzen, seien es Gräser, Hülsenfrüchte, Gemüse oder Kraut.

Der Homo sapiens, der Mensch, lebte zwei Millionen Jahre fast ausschließlich als Jäger und Sammler. Erst in den letzten zehn Jahrtausenden wurde er seßhaft und baute Pflanzen an. Getreide und Hülsenfrüchte, Gemüse und Obst sind jene Lebensmittel, die neben dem Tierischen Aufbau und Funktion unserer Organe und unseres Verdauungssystems geprägt haben.

Der griechische Dichter Hesiod hält diesen Übergang — die Geburt der Landwirtschaft — für ein göttliches Geschenk. Denkbar aber ist auch eine andere Sicht: Der Mensch kultivierte Pflanzen, um den Göttern in Ritus und Opfer zu dienen.

Ob menschliche Erfindungskraft oder Gabe der Götter — die Ursprünge der Landwirtschaft liegen lange, lange zurück. Das Erstaunliche ist: Die Früchte unserer Felder stammen nicht ausschließlich aus Ägypten, Mesopotamien und dem fruchtbaren Halbmond, den arabischen Mittelmeerländern, sondern aus vielen verschiedenen Regionen, die sich durch spezifische Wachstumsbedingungen auszeichnen: Gebirgstäler und Hochebenen mit starken Temperaturschwankungen und extremer ultravioletter Bestrahlung. Hier entwickelten sich durch natürliche Kreuzung und nachfolgende Selektion höchst widerstandsfähige Pflanzen.

Unsere wichtigsten Gemüsesorten stammen aus den unermeßlich reichen und natürlichen Gen-Zentren:

1. China- und Pekingkohl aus Zentral- und Westchina sowie aus Nepal

2. Gurke und Aubergine aus Indien, Burma, Thailand, Kambodscha, Vietnam, Malaysia und Indonesien

3. die kleinfruchtige Erbse, Linsen, Zwiebel, Knoblauch, die kleinkörnige Puffbohne, Radieschen und Spinat aus dem Hindukusch, dem nordwestlichen Himalaja, Afghanistan, Tadschikistan und Usbekistan

4. Kopfsalat und Rettich aus Transkaukasien, dem Irak, einem Teil des Iran, dem mittleren und östlichen Kleinasien

5. großkörnige Puffbohne, rote Rübe, Petersilie, Artischocke, Zichorie, Spargel, Thymian, einige Kohlgemüse, Endivie und Schwarzwurzel aus den das gesamte Mittelmeer umgebenden Bergländern

6. Kürbis, Paprika und Mais aus Mittelamerika und Südmexiko

7. Kartoffel, Tomate, gewöhnliche Bohne und Mais aus den Anden in Peru, Kolumbien und Bolivien, aus Mittelchile und dem südwestlichen Brasilien

8. Topinambur (Erdbirne) aus Nordamerika.

Diese heutigen »Entwicklungsländer« sind also die Wiege unserer Kulturpflanzen. Durch Menschen wurden sie im Laufe von Jahrtausenden über die Welt verstreut und gleichzeitig weitergezüchtet, gekreuzt, umgeformt. Karawanen, Auswanderer, Händler und fahrendes Volk brachten jene Pflanzen, d.h. ihre Samen, in die damaligen Handelsmetropolen, Ansiedlungen und Stadtstaaten, wo man Pflanzen zu kultivieren wußte.

Bevor Gemüse planerisch angebaut und gezüchtet wurde, galt die Hauptsorge den primären Nahrungsmitteln: Getreide und Hülsenfrüchten. Obst, Nüsse und Kraut ließen sich wildwachsend sammeln. Sie waren Zutat wie Knollen, junge Triebe und Früchte.

Der Anstoß zur Kultivierung der Gemüse ging allein von den Mächtigen und Wohlhabenden aus. Obst- und Gemüseanbau waren Zeichen von Reichtum: Im Zweistromland und in den Gärten des Marduk in Ägypten, später in Griechenland sowie im römischen Reich. Kaiser Augustus, so erzählt Vergil, leistete sich Kohl, Möhren, Knoblauch, Rettich, Gurken, Mangold und Sauerampfer in großem Stil.

Bis zum frühen Mittelalter blieb Gemüse Luxus. Dem Großteil der Bevölkerung waren allein Rüben, Rettich und gesäuerter Kohl vorbehalten. Spargel, Fenchel und Gurken waren erlesene Delikatessen der Oberschicht.

Den Mönchsorden mit ihren vorbildlichen Gärten ist es zu verdanken, daß Gemüse sich auch nördlich der Alpen, wenn auch zunächst nur begrenzt, durchsetzte. Nicht zu vergessen ist Karl der Große. 812 verordnete er mit seiner »Capitulare de villis vel curtis imperii«, wie Gemüse angebaut werden mußte. Er legte fest, wie seine königlichen Güter zu verwalten waren, wie die Gärten gepflegt und welche Pflanzen ausgesät und geerntet werden sollten.

Diese Vorschriften bürgerten sich ein und wurden Vorbild für die kleine Landwirtschaft und den Hausgarten. Ende des Mittelalters schlugen Gemüse, Kräuter und Heilpflanzen über die Gärten der Klöster, Könige und Fürsten hinaus Wurzeln auf bürgerlichem Grund.

Natur und Kultur

Die Geschichte der Pflanze ist auch die Geschichte des Menschen und gleichzeitig unseres Bewußtseins. In der synergetischen Verbindung von Natur und Kultur — da, wo alles aufeinander wirkt haben unsere Nahrungsmittel einen ganz besonderen Platz.

Einmal der Natur entrissen, ist die Landrasse auf dem Wege zu Kulturpflanzen auf unseren Schutz angewiesen, obwohl sich die ersten noch sehr wenig von ihren wilden Vorfahren unterscheiden. Die Urformen waren über Jahrtausende harten Bedingungen ausgesetzt: dem Wechsel des Wetters, den Krankheiten und Schädlingen. Sie erwarben jene Erbfaktoren, die sie am angestammten Ort überleben ließen. Aber jenes »goldene Zeitalter« ist vorbei. Wir verfügen weder über die intime Kenntnis der Jäger und Sammler, noch sind wir dienende Menschen, die in religiöser Verehrung außergewöhnlich aufmerksam das Pflanzenwachstum verfolgen und jede neue Variante zu erkennen vermögen. Das Züchten von Pflanzen ist eine alte Kunst. Der Steinzeitmensch war, bewußt oder unbewußt, ein cleverer Züchter.

Angesichts der Überbevölkerung ist die Pflanze zu überdenken: die Gemeinschaft mit ihr und die Abhängigkeit von ihr. Das Züchten von Pflanzen bedeutet größte Verantwortung. Es geht nicht nur darum, Menschen zu erhalten. Der gigantische Verlust der Artenvielfalt ist auch ein kultureller Sturz. Immer weniger Pflanzensorten beherrschen die Landwirtschaft. Da, wo z. B. ehemals Tausende Sorten für eine Vielfalt der Form und gesichertes Überleben sorgten, sind heute nicht mehr als 20 Weizensorten minderer Qualität auf dem Markt: fragile Höchstleistung, gebunden an künstliche Düngung, Insektizide, Herbizide und anfällig für jede klimatische Schwankung.

Agri-Kultur: Gabe der Götter oder Gabe an die Götter?

Rund um den Globus essen wir den gleichen Weizen, die gleichen Tomaten, uniform ist das Obst. Die Pflanze dient uns — noch.

Gemüse und Gesundheit

Getreide und Hülsenfrüchte bieten wertvolles, sich ergänzendes Protein. Traditionelle Kost rund um die Welt.

Gemüse sind Zutat und Medizin. »Laß deine Nahrung deine Heilpflanze sein!« Im hippokratischen Zitat steckt die Weisheit der Erfahrungsmedizin, Gemüse haben pharmakologische Eigenschaften. Das ist heute wissenschaftlich bestätigt.

In der »Lichtkost« ist ungekochtes Gemüse neben Sprossen, Milchsaurem und Nüssen als Hauptbestandteil tägliches Muß.

Gemüse, bewußt gekaut und gegessen, haben therapeutische Wirkung. Sie stärken, heilen, beugen vor. Sie sind rezeptfreie Medikamente.

Die Symbiose von Kraut und Wurzel als Medizin geht weiter zurück, als wir nachweisen können. Daß große Pharmazieunternehmen heute ihre Wissenschaftler in den Urwald schicken, um in der größten Apotheke der Welt fündig zu werden, ist nicht verwunderlich. Die Herstellung synthetischer Arzneimittel stagniert. Darum schwärmen die Pharmaforscher aus auf der Suche nach Neuem, nach Heilpflanzen. Nicht selten sind sie auf einheimische Schamanen angewiesen. In den Steppen Afrikas, auf dem Meeresgrund der Karibik, in Indien und China, überall fahnden die Wissenschaftler verzweifelt nach Pflanzen mit Heilwirkstoffen.

Wäre es nicht einfacher, gesünder und gerechter, mit gesunder Nahrung »heilenden« Medikamenten zuvorzukommen?

Einer ökologisch gewachsenen Pflanze (biologisch oder biologisch-dynamisch) sind Wirkstoffe eigen, die unser Immunsystem stützen oder heilen. Unnatürliche Nahrung, wie kunstgedüngtes Gemüse, verändert Schritt für Schritt unsere Zellen. Schadstoffe sammeln sich in unserem Körper und machen krank — zivilisationskrank. Höchstleistungssorten, mit Dünger gepäppelt und mit Hemmstoffen gebremst, sind nicht nur für unsere Umwelt eine Katastrophe.

Es stellt sich die bittere Frage: Ist es nicht zu spät? Haben unsere Pflanzen noch jene Kraft, die ihnen von der Natur gegeben war? Pflanzen nach Maß? Das Maß ist voll!

Qualitätsmerkmale ungekochter, absolut frischer Gemüse

- hoher Ballaststoffgehalt
- Ballung essentieller Inhaltsstoffe
- hohe Sättigung
- wenig Energie bei der Produktion
- unverfälschtes Protein

Gemüse wirken als Ballaststoff günstig auf die Verdauung und unterstützen die Darmperistaltik. Die Pektine regulieren die Verdauung, nehmen Einfluß auf die Mikroflora und senken Blutdruck und Cholesterinspiegel.

Gemüse — frisch und ungekocht! Nutzen wir die Vielzahl der *Vitamine*! Am bedeutendsten sind Vitamin A und C.

Das Vitamin A stärkt Augen und Wachstum und es desinfiziert. Im Gemüse kommt es nur als Pro-Vitamin vor, als Beta-Karotin. Es kann sich im Körper nur mit ein wenig Fett zum Vitamin A entfalten. Also: *Gemüse immer mit etwas Fett anrichten*!

Karotin ist in Möhren, Tomaten, Rosenkohl, Spinat und Sprossen.

Die Vitamine:

Vitamin B_1	—	bestimmend für das Nervensystem, enthalten in Zwiebeln, Kohl, Möhren und Tomaten
Vitamin B_2	—	für Hautzellen, Wachstum und Nerven, enthalten in Spinat, Hülsenfrüchten und Blumenkohl
Vitamin B_6	—	unterstützt Leber- und Nervenfunktion, schützt die Arterien vor Verkalkung, enthalten in Wirsing und Tomaten
Vitamin C	—	gegen Mangel- und Infektionskrankheiten, gegen Erschöpfungszustände, vor allem mildert es die Wirkung einiger Umweltgifte; enthal-

ten in Paprika, Rosenkohl, vor allem im grünen Blatt
Vitamin C ist extrem licht-, luft- und wärmeempfindlich

Vitamin D	—	Calciferol ist nur in wenigen Nahrungsmitteln enthalten, z. B. im vitalstoffreichen Luzernengrün
Vitamin E	—	wichtig zur Blutbildung, Nerven- und Hirntätigkeit und vor allem gegen frühzeitiges Altern, enthalten in Sprossen, Spargel und im grünen Blatt
Vitamin K	—	zur Blutgerinnung, enthalten in grünem Blatt und Kohl
Vitamin P	—	normalisiert und reguliert die Durchlässigkeit der kapillaren Blutgefäße, steuert den Blutdruck, reguliert den Kreislauf und beugt Kreislaufstörungen vor
U-Faktor	—	schützt vor Geschwüren des Magens und des Zwölffingerdarms, enthalten in allen Kohlsorten

Die Vitamine konzentrieren sich in ausschlagenden Knospen und jungen Fruchtständen (Sprossen). Vitamin C z. B. ist vorrangig in Stielen, Stengeln, Früchten und Blättern enthalten.
Mineralstoffe und *Spurenelemente* sind nur in geringen Mengen nötig, dennoch lebenswichtig. Sie sind verantwortlich für das Wachsen von Knochen und Zähnen und beteiligt am Entstehen von *Enzymen* und *Hormonen*. Die basenbildenden Mineralien Kalium, Natrium, Magnesium und Eisen helfen das Säure-Basen-Gleichgewicht zu erhalten. Alkalisch wirken Möhren, Tomaten, Rettich, Rosenkohl und Kohlrabi.
Kalium, in allen Gemüsen in hoher Dosierung enthalten, reguliert unseren Wasserhaushalt. Calcium, Magnesium und Phosphor werden benötigt zum Aufbau von Knochen, Gewebe und

Zähnen und, nicht zu vergessen, für die Bildung lebenswichtiger Enzyme. Die Spurenelemente Kupfer, Mangan, Eisen, Zink und andere regulieren den Stoffwechsel.

Aromastoffe: »Die Nase weiß Dinge, die der Verstand nicht kennt.« Wir reagieren sogar auf Gerüche, von denen wir bewußt gar keinen Wind bekommen. Es ist altbekannt, daß Gerüche verschüttete Erinnerungen aufleben lassen. Unser Gehirn läßt sich von nicht wahrnehmbaren Gerüchen beeinflussen. Auch fanden Forscher heraus, daß beim Riechen des Aromas »Würziger Apfel« die Testpersonen eine Verlangsamung der Hirnströme aufwiesen, wie etwa bei einer Meditation.

Die sogenannten sekundären Pflanzenstoffe (Geschmacksstoffe, ätherische Öle, Aromastoffe, Duftstoffe, auch Phytohormone) sind an einer Reihe von Stoffwechselvorgängen beteiligt. Weil diese Stoffe nur in sehr geringen Mengen in Gemüsen vorkommen und oft die Grenzen der sinnlichen Wahrnehmung unterschreiten, wurden sie noch nicht systematisch erforscht. Man kann davon ausgehen, daß, wie bei den Vitaminen, noch überraschende Resultate zu erwarten sind. Tragisch wäre, wenn diese sekundären Stoffe aus Unkenntnis bei Neuzüchtungen verlorengingen. Die Wirkung sekundärer Pflanzenstoffe wird in den einzelnen Gemüsebeschreibungen mit ihren Heilwirkungen angegeben.

Ausnahmen des Gemüsealphabets

Grüne Salate und Obst sind Rohkost par excellence, wurden aber im Gemüsealphabet ausgenommen. Ferner fehlen Bohnen, Auberginen und Kartoffeln. Sie sind zum rohen Verzehr nicht geeignet. Bohnen enthalten den Schutzstoff Phasin, der durch Keimung oder Kochen abgebaut wird.

Ökologischer Landbau: Warum?

»Die Menschen können niemals gesünder sein als die Nutztiere und Kulturpflanzen, von denen sie ihre Nahrung beziehen.
Und wenn wir wirklich heilen wollen, dann haben wir dort anzufangen.«

H. P. RUSCH

Gesunde Ernährung heißt nicht nur, frische Gemüse zu essen, sondern auch, sich mit den Bedingungen auseinanderzusetzen, unter denen Pflanzen wachsen, und außerdem heimische Produkte und Gemüse nach Jahreszeit zu genießen.
Schwermetalle und Pestizidrückstände sind in Gemüsen nicht zu erkennen. Wer will die Grenzwerte messen? Wer zur Ökologisierung der Landwirtschaft vorsorgend beitragen will, muß selber bei der Veränderung helfen. Besonders im Hinblick auf einen gemeinsamen Markt in Europa geht es um bundesweite Verschärfung und Überwachung der Lebensmittelimporte, bis eine allgemeingültige Form auf EG-Ebene gefunden ist. Um Verwechslungen, Irreführungen und Täuschungen vorzubeugen, muß der Käufer mündig sein. Information und Kontrolle: Die Frage nach der Qualität ist Selbstschutz und ökologisches Denken. Auch in Supermärkten können wir durch kontinuierliches Fragen das Gemüsesortiment einerseits auf ökologische Ware hin erweitern und andererseits die Qualität überprüfen. Alle ökologischen Bauernhöfe vergeben Gütezeichen und Zertifikate, mit denen sie werben und für Qualität bürgen. Daher werden in einem guten Supermarkt diese Zertifikate auf Nachfrage vorgezeigt.
Nahrungsmittel beeinflussen nicht nur unsere Gesundheit. Sie sind auch der Fortbestand der Erde. Jeder Salat, der im Winter nicht gegessen bzw. produziert wird, spart einen Liter Erdöl. Das ganzjährige Angebot aus dem Treibhaus ist an Künstlichkeit doch kaum zu überbieten. Tomaten, Gurken, Paprika wurzeln dort nicht in Erde, sondern in Grodan, einer sterilen Steinwolle.

Nährstoffsubstrate ersetzen, was Mutter Erde im »Kreislauf des Lebendigen« einst zu bieten hatte. Der Düngecomputer »versorgt« und fabriziert diese Gemüse. Ob aus Treibhaus oder Dritter Welt: Sie entscheiden durch Ihren Einkauf.

Nach wie vor wird der Großteil der landwirtschaftlichen Nutzfläche Deutschlands konventionell bewirtschaftet. Damit sind eine Reihe negativer Auswirkungen verbunden. Sie reichen von akuter Gesundheitsgefährdung bis hin zu ökologisch-sozialen Problemen in der sogenannten Dritten Welt und zur Langzeitkontamination der Umwelt.

Ökologischer Anbau: Was ist das?

> *»Nicht der Boden bringt die Pflanze hervor, sondern die Pflanze den Boden.«*
>
> H. P. RUSCH

Richtlinien gibt es z.B. bei Demeter schon seit 60 Jahren. Ferner haben sich inzwischen folgende Firmen verpflichtet, nach bestimmten Anbauregeln zu arbeiten:

Nature et progrès, Bioland, Naturland, ANOG, EKO, Biokreis Ostbayern und andere.

Vorgegeben wurden diese Ziele und Regeln von der IFOAM (Internationale Organisation biologischer Landbaubewegungen) im Jahr 1982; sie lauten:

1. weitgehend geschlossener Betriebskreislauf und, soweit möglich, Verwendung der örtlich verfügbaren Rohstoffe;

2. die Erhaltung der Bodenfruchtbarkeit;

3. die Vermeidung jeglicher Belastung der Umwelt, die durch die Landbewirtschaftung entstehen könnte;

4. die Produktion von Nahrungsmitteln hochwertiger Qualität in ausreichender Menge;

5. möglichst geringer Verbrauch an nicht erneuerbarer (fossiler) Energie (z. B. Diesel, Kohle, Torf) bei der Nahrungsmittelherstellung;

6. eine Tierhaltung, die den physiologischen Bedürfnissen der Tiere und den ethischen Gesichtspunkten entspricht, artgerechte Tierhaltung;

7. ein angemessenes Einkommen für die Landwirte und Befriedigung bei der Arbeit.

Zur Verwirklichung dieser Ziele versucht der ökologische Landbau, folgende Maßnahmen umzusetzen:

1. die Ausschaltung solcher Produkte (chemische Düngung, chemische Pflanzenschutzmittel und andere Chemikalien) und Methoden (leistungsmäßige Überforderung von Pflanzen und Tieren, industrielle Tierhaltung etc.), die seinen grundsätzlichen Zielsetzungen widersprechen;

2. die Beachtung biologischer Gleichgewichte;

3. den Versuch, mit den Lebewesen der Natur (Tiere, Pflanzen, Mikroorganismen) zusammenzuarbeiten, statt diese als Feinde oder Sklaven zu behandeln.

Die deutschen Rahmenrichtlinien fordern außerdem »die Mitwirkung an der Lösung des Welthungerproblems und daher die Ablehnung von Importfuttermitteln aus der Dritten Welt, deren Erzeugung dort das Angebot an Grundnahrungsmitteln verringert«.
(Aus: Was ist eigentlich »BIO«?, herausgegeben von der Ökologischen Verbraucherberatung e. V., Duisburg)

Ökologischer Landbau in Europa

Ob in Italien, Spanien oder Israel — inzwischen werden Bioprodukte in verschiedenen Mittelmeerländern angebaut. Unser Anspruch, siehe Avocado (eine Ausnahme), ist gewachsen. Exotik ist beliebt.

Unterwandert hier der ökologische Landbau seine eigenen Grundsätze, landschaftsbezogen und jahreszeitlich zu offerieren? Hinzu kommen lange Transportwege, schwere Überprüfbarkeit der Qualität. Die Saisonsverlängerung ist von unseren Speisezetteln kaum noch wegzudenken. Solange auch im Bio-Angebot sonnenreife, europäische Früchte sind, werden sie gekauft, und das zu Recht.

Müssen wir nicht in eine EG hineinwachsen, die Enklaven schafft, die sich ohne Subventionierung zu biologischem Landbau entwickeln? Könnten sie nicht Vorreiter sein für einen sich ausdehnenden ökologischen Anbau? Längst hat sich in Italien und Frankreich eine Gruppe formiert, die unter dem Namen »Slow Food« eine Küche mit regionalen Produkten anbietet. 423 Käse und 2200 Gewächse, so heißt es, gilt es allein in Italien zu schützen. Das ist noch kein biologischer Anbau, aber »Handwerk der Lebensmittelproduktion«. Das verschafft Respekt vor lokaler Tradition und Scholle.

Politik fängt auf dem Teller an! Umweltprobleme durch Nahrungsmittelproduktion z.B. machen an Grenzen nicht halt. Ertragssteigernde Produktionsmittel nehmen bei gleichzeitig sinkender landwirtschaftlich genutzter Fläche ständig zu. Das heißt, die »spezielle Intensität« der Bodenbewirtschaftung nimmt laufend zu.

Im konventionellen Anbau hat Stickstoffdüngung zwar die Erträge gesteigert, hinterläßt aber in den Pflanzen einen hohen Gehalt an Nitraten, die sich in gesundheitsschädliche Substanzen verwandeln. So kommt es zu höherem Wasseranteil, geringerem Nährwert und kürzerer Haltbarkeit. Die sekundären Pflanzen- bzw. Heilstoffe gehen verloren. Auch wenn die gesetzlich zulässi-

gen Höchstwerte nicht überschritten werden, sind die Langzeit-
wirkungen unkalkulierbares Risiko. Was für den gesunden Erwachsenen noch tragbar ist, kann Säuglingen, Kranken und älte-
ren Menschen nicht zugemutet werden. Gestörter Boden und an-
fällige Sorten verlangen den massiven Einsatz von Pflanzenschutz-
mitteln und so eine Vergiftung von Nahrung und Umwelt.

Ökologischer Landbau: Qualitätsnachweis

Qualität läßt sich am eigenen Leben prüfen. Wer etwas über den
biologischen Wert erfahren will, muß sich die Mühe machen, ihn
am persönlichen Wohlbefinden zu überprüfen.

In der BIRCHER-BENNER-Klinik, so schreibt RUSCH, war Tester-
gebnis, daß die Wirkung von Rohkost sehr verschieden sein
kann, trotz gleicher Auswahl und Zubereitung. Der Unterschied
ließ sich an der Qualität der Gemüse festmachen.

Nur frische, ungekochte Gemüse aus humusreichem Boden haben die Heilwirkung, die von BIRCHER-BENNER durch lange kli-
nische Erfahrung belegt wird. Zu seiner Zeit war künstlicher
Dünger noch nicht bekannt. Im Boden waren biologisch wirksa-
me Stoffe, jene spezifisch lebendigen Substanzen, die vom Humus und lebenden Bakterienkulturen stammen, wie sie biologisch gewachsenem Gemüse eigen sind.

Die Milchsäuregärung

Gesunde Bakterien

Die Milchsäuregärung ist die beste Möglichkeit, Gemüse haltbar zu machen. Sie macht Sinn — man muß sie weise nennen. Heute wird sie von der Wissenschaft bestätigt.

Die enzymatische Aufschließung kreiert würzige Produkte mit guter Haltbarkeit. Die Inhaltsstoffe bleiben erhalten, neue Substanz baut sich auf. Das Säuern verläuft in zwei Phasen. Zunächst kommt es zu einem leichten Abbau durch die Gärung. Mit dem Überhandnehmen der Milchsäurebakterien beginnt ein reger Stoffwechsel. Es entstehen bei der Säurebildung während der Gärung z.B. Acetylcholin, Vitamin B_{12}, das in Pflanzen so selten ist, andere B-Vitamine, Mengen von Vitamin C und die für uns lebenswichtigen Enzyme. Die in diesem Prozeß anfallende Milchsäure ist organisch. Im Körper wirkt sie basenbildend — im Gegensatz zu jenen organischen Säuren, die nach dem Verzehr von tierischem Protein entstehen.

Mikroorganismen kommen überall in der Natur vor. In Milch wie in Pflanzen bauen sie Zucker zu bekömmlicher Säure um. Dabei schaffen sie ein Milieu, das schädliche Fäulnisbakterien vertreibt.

Wir unterscheiden zwischen den milchadäquaten Mikroorganismen (sie dicken die Milch) und den pflanzenadäquaten Mikroorganismen; sie setzen die Säurebildung bei der Gärung in Gang: aus Kohl wird *Sauerkraut*.

Die Milchsäuregärung am Beispiel des Sauerkrautes

*»Denn wer auf Gott vertraut,
im Sommer Kappes klaut,
der hat im Winter das beste Sauerkraut.«*

350 000 Tonnen Weißkohl ernten die deutschen Bauern pro Jahr. Aus dem größten Teil gärt Sauerkraut.

Die Fermentierung von Gemüse, so sagen die Anthropologen, ist das Bindeglied zwischen roher und gekochter Speise. Säuerung ist ein »Kunstgriff« der Natur, um Krankheiten vorzubeugen, so sagen die anderen. Jedes Naturvolk hatte sein typisch Saures: russischer Kwaß (»Säure«), germanischer Met, die römische Fischtunke Garum und schließlich das japanische Miso.

Auf den Spuren der Milchsäure gibt's viel zu entdecken.

Die Ureinwohner Australiens säuern in Erdgruben, und in Tahiti gärt es ohne Topf. Die Früchte des Brotbaumes fermentieren in einer gepflasterten Grube, gestampft, mit Blättern bedeckt und mit Steinen beschwert.

Zurück zum Sauerkraut

In römischen Vorratshäusern gaben Bottich und Faß Zeugnis einer großangelegten Sauerkrautherstellung. Weit über den Apennin hinaus, in allen Mittelmeerländern, wurden Gemüse und Früchte durch Säuerung haltbar gemacht: Oliven und gemischtes Gemüse mit dem Namen »Compositus«.

Als »Cumpost« schließlich startete das Sauerkraut im frühen Mittelalter seine Karriere in Deutschland. Sauerkraut »Surkrut«, ist also keine deutsche Erfindung.

Die Milchsäuregärung wird weltweit genutzt. Den Sprossen gleich, hatte sie immer medizinische Bedeutung.

Inhaltsstoffe

Sauerkraut enthält:

Eiweiß, Fett, Kohlehydrate

Vitamine: A, B_1, B_2, B_6, B_{12}, Pantothensäure, Nikotinsäure, C, D, E, K

Mineralien: Natrium, Kalium, Calcium, Eisen, Phosphor und Enzyme

Acetylcholin und Cholin

Glukokinine (werden von der Bauchspeicheldrüse zur Speicherung des Leberzuckers angesetzt)

Wirkung der Inhaltsstoffe

Durch die Umstellung der Bakterien der Darmflora werden Vitamin B_1, B_6, Pantothensäure, Biotin und Folsäure synthetisiert. Milchsäurevergorene Produkte sorgen auch für eine gute Resorption. Besonders bei Mineralien wird das Eisen besser aufgenommen.

Cholin

Cholin ist ein Hormon für die Darmbewegung und spielt eine große Rolle bei der Fettablagerung. Wenn es fehlt, verfettet die Leber. Acetylcholin wirkt auf das vegetative Nervensystem. Es senkt den Blutdruck, verbessert den Schlaf und beruhigt das Herz. Acetylcholin ist hitzeempfindlich.

Rechts- oder linksdrehend?

Hierbei herrscht beim Verbraucher viel Verwirrung. Milchsäure wird auch im Organismus beim Kohlehydratstoffwechsel in großen Mengen produziert und umgesetzt. Diese körpereigene Milchsäure, die rechtsdrehende L (+) genannt, wird mit Hilfe eines besonderen Enzyms rasch abgebaut und vollständig verwertet.

Die linksdrehende D (−) Milchsäure galt dagegen bislang als unphysiologisch. Ihr Abbau erfolgt mangels spezifischen Enzyms nur langsam und unvollständig. Neueste Befunde deuten darauf hin, daß auch diese linksdrehende Milchsäure im menschlichen Stoffwechsel in geringem Maße gebildet wird. Sie baut zwar langsamer ab als die rechtsdrehende Milchsäure, aber ausreichend, um einer Übersäuerung des Organismus vorzubeugen.

1967 hatte die WHO für Erwachsene eine tägliche Höchstmenge von 100 mg linksdrehender Milchsäure pro kg Körpergewicht empfohlen. Für Säuglinge wurde von beiden Milchsäuren abgeraten. Die Empfehlung der WHO für Erwachsene wurde jedoch 1974 wieder aufgehoben, da beim Erwachsenen keine nachteiligen physiologischen Reaktionen zu beobachten sind.

Der wichtigste biologische Faktor bei der Gärung von Gemüse ist die Milchsäure. L (+) und D (−) werden durch unterschiedliche Bakterien erzeugt. Sie entstehen bei der Säuerung von Gemüse in ausgesprochener Balance. Zwischen diesen beiden Milchsäureformen besteht eine Wechselwirkung, die wegen der individuellen Nahrungsverwertung bis heute noch nicht genügend erforscht ist.

Therapeutischer Nutzen

PLINIUS (23—79 n. Chr.) berichtete über die Einsäuerung von Kohl. Aber schon vor ihm hatte HIPPOKRATES (460—370 v. Chr.) Sauergemüse als Therapie bei Darmgeschwüren verordnet. Der englische Mediziner DR. GILBERT BLANE empfahl 1788 den Weltumseglern Sauerkraut gegen Vitamin-C-Mangel. Nicht nur die Entdeckung des Vitamin C im milchsauren Kohl und seine Prophylaxe bei Skorbut garantierten das Überleben der Crew. Die hilfreichen Bakterien aus dem Sauerkraut waren auch Vorbeugung gegen Ruhr, Thyphus und Cholera.

LOUIS PASTEUR (1822—1895), französischer Bakteriologe, nannte Sauerkraut »das gesündeste Gemüse der Welt«.

ILJA METSCHNIKOW, Pasteurs Nachfolger, untersuchte im 19. Jahrhundert die Wirkung der Joghurt-Bakterien. Vorbild war für ihn das hohe Alter der Bulgaren, die täglich Joghurt essen. Joghurt beugt nicht nur der Senilität vor, es hält auch Herz und Kreislauf im Takt.

Pfarrer KNEIPP (1821—1897) lobte das Kraut: »Sauerkraut ist ein richtiger Besen für Magen und Darm. Es nimmt die schlechten Säfte und Gase fort, stärkt die Nerven und fördert die Blutbildung.«

Auch noch in unserem Jahrhundert befassen sich verschiedene Ärzte und Ernährungswissenschaftler mit milchsäurevergorenen Produkten.

Bei der milchsauren Vergärung bildet sich unter anderem auch Cholin. Es wirkt sich einerseits blutverbessernd, blutregulierend aus und hat andererseits eine ausgleichende Wirkung auf die Zufuhr der Blutnährstoffe. Es wirkt blutdrucksenkend. Bei der Zufuhr von genügenden Mengen von Cholin wird die Fettablagerung im Körper, auch bei fettreicher Nahrung, vermindert. Cholin wird auch als Hormon der Darmbewegung betrachtet. Bei seinem Ausfall kommt es zur Verfettung der Leber, da die Fettsäuren nicht abgegeben werden können.

EDUARD BRECHT hebt die Wirkung des Cholins hervor und empfiehlt Zuckerkranken Sauerkraut. Durch den Stoffwechsel im Gärungsprozeß werde der größte Teil der zuckerbildenden Kohlehydrate aufgezehrt. »Die bei der Vergärung entstehende Milchsäure ist ein ideales Entgiftungsmittel für den Darm. Sie regeneriert die Darmflora und wirkt tiefgreifend auf den Körper und alle seine Organe. Die Enzymbildung wird gefördert, Störungen in der Enzymarbeit werden beseitigt und gemildert.«

Nach Johannes Kuhl sind 250 g Milchsäurevergorenes für Krebskranke ein tägliches Muß. In seinen Büchern über alternative Krebsprophylaxe und -heilung besteht er darauf, Rohkost nur mit milchsäurevergorenem Gemüse zu verzehren. Er sagt: »Die Milchsäuregärungskost als säure- und basenreiche Nahrung verhütet chronische Krankheiten und somit auch den Krebs. Eine gesunde Zelle bedarf aller notwendigen Vitalstoffe (Enzyme, Vitamine, Spurenelemente), die auf die Dauer nur eine Ernährung liefert, die dem Organismus saure und basische Valenzen in gleicher Menge zuführt.«

Prof. Dr. W. Zabel (1894—1978): »Einen Krebskranken ohne schwere Störung der Darmflora habe ich noch nicht gesehen … Die große Wichtigkeit, die der Zufuhr der Milchsäure zukommt, ist schon mehrfach betont. Gesäuertes Milcheiweiß z.B. erfüllt die Forderung nach der Unterdrückung der Fäulnis gut und hat den Vorteil, daß man zu gleicher Zeit das Problem der Eiweißzufuhr mit bester Voraussetzung löst.«

Dr. Sven Lindgren vom Institut für Mikrobiologie an der Landwirtschaftsschule in Ultuna: »Ein Grund dafür, warum die Milchsäurebakterien nicht stärker in den verschiedenen medizinischen Behandlungsformen eingesetzt werden, um Infektionen zu beheben, liegt darin, daß die im Verlaufe von 30—40 Jahren gewonnenen Erfahrungen in Vergessenheit gerieten, nachdem die Antibiotikatherapie durchschlug. Gleichzeitig trifft man heutzutage generell auf eine große Skepsis gegenüber Mikroorganismen. Sie werden allesamt als Infektionsquelle betrachtet. Es besteht die Hoffnung, daß die heutige ökologisch ausgerichtete Forschung das Verständnis vermehren wird für den natürlichen engen Zusammenhang, den die Mikroorganismen in Geweben verschiedener Art haben. Bei den antagonistischen Eigenschaften, welche die auf den Schleimhäuten angesiedelten Milchsäurebakterien aufzeigen, finden sich sicher größere Möglichkeiten, zusammen mit den konventionellen Methoden der klinischen Infektionsbekämpfung weiterzuarbeiten.« (Schöneck)

Auch der Mediziner Fritz Eichholtz verweist vor allem auf das

Vitamin C im Sauerkraut. Es stärke nicht nur die Abwehr gegen Infektionen. Es habe teil, vor allem bei alten Menschen, am Aufbau der Gerüst- und Schleimsubstanz und an der Bildung von Antikörpern. Es helfe bei der Senkung des Cholesterinspiegels, verbessere die Ausnutzung der Nahrungsstickstoffe und erhöhe die Ausscheidung der Harnsäure.

Die therapeutische Wirkung in Kürze

Magen und Darm

Die bei der Milchsäure entstehenden Bakterien sind ein exzellentes Darmtherapeutikum.

Sauerkraut und alle milchsäurevergorenen Produkte sind:

1. entgiftend, antiseptisch und fäulniswidrig
2. die Darmflora regenerierend
3. den Stoffwechsel aktivierend
4. die Nährstoffverfügbarkeit und Resorption verbessernd
5. die Widerstandskräfte der Schleimhäute steigernd
6. bei Salzsäuremangel im Magensaft die Eiweißverdauung verbessernd
7. Säure- und Basenhaushalt regenerierend
8. bei Krankheit appetitanregend
9. durch das Volumen sättigend und gleichzeitig abführend
10. überflüssige Fettdepots abbauend
11. die Peristaltik anregend
12. durch die Darmreinigung schlank machend
13. wassertreibend
14. gegen überschüssige Harnsäure wirkend

Die Darmreinigung und Erneuerung der Darmflora sind beste Voraussetzung für Gesundheit schlechthin. Dadurch, daß die Gifte vermehrt ausgeschieden werden, ist Milchsäure auch bei allen Hautkrankheiten ratsam.

Conclusio

Die gesundheitsfördernde Wirkung ist umfassend. Cholin verbessert das Blut. In den USA und England bewährten sich Krautdiäten z.B. nach Unfällen, Blutverlusten und Bluttransfusionen.

Weitere Ergebnisse stehen aus, besonders von PROF. DR. POPP, dessen Ziel es ist, mit Hilfe der ultraschwachen Lichtausstrahlung zu diagnostizieren und therapeutisch zu arbeiten.

Milchsäurevergorene Produkte sind kein Allheilmittel. Vor Übertreibung und allzu hoher Erwartung sei gewarnt.

Wichtig ist die tägliche, wohldosierte Menge, einem Therapeutikum gleich, ob wir vergorene Säfte trinken, Joghurt löffeln oder saures Gemüse essen.

Unser Organismus soll das ihm entsprechende milchsaure Milieu im Darm mit Hilfe symbiotischer Bakterien selber aufbauen können. Die Milchsäurebakterien sind Anregung. Andere Bakterien sollten sie nicht verdrängen.

Milchsauer vergorene Gemüse sind besonders wichtig in der frischkostarmen Zeit. Sie beliefern uns mit essentiellen Vitaminen, Enzymen, Mineralien und Spurenelementen. Wegen der Milchsäurebakterien ist das Gemüse lebendig zu nennen. Es hat Lichtkostqualität.

Leben rührt nur von Bausteinen her, die selbst Leben sind und dessen Zeichen übertragen.

Die Milchsäuregärung – ein Prozeß des Lebens

Im Gegensatz zu allen anderen Konservierungsmethoden bleibt in der Milchsäuregärung Gemüse frisch und behält seine Rohkostqualität. Wenn Gemüse, besonders in geschnittener Form, nicht umgehend gegessen wird, beginnt sein Abbau. Die Milchsäuregärung ist eine weiterführende Reifung und Veredelung. Wie bei der Sprossenzucht geht es um Stoffwechsel, um Aufbau und Abbau von Substanz. Dabei bilden sich Vitamine, Mineralien, Spurenelemente und Enzyme. Wir spüren diese Reifung in Duft und Aroma.

Im Gegensatz zu Tieffrieren und Einmachen benötigt die Milchsäuregärung keine Energie von außen. Das ist ökologisch. Dazu: Milchsäurevergorenes mit seinen Bakterien, Hefen und Enzymen hilft, Nahrung vorteilhaft zu verwerten.

Nicht die Menge ist für unsere Gesundheit entscheidend, sondern das, was unser Organismus aus der Nahrung herauszuziehen vermag.

Drei Grundbedingungen steuern den Milchsäuregärungsprozeß:

1. eine ausgewogene Salz-Wasser-Mischung
2. eine entsprechende Temperatur
3. ein sauerstofffreies Milieu.

Erfüllen sich die obengenannten Bedingungen, entsteht eine besondere Art der Gärung. Hefen und Milchsäurebakterien schaffen sich darin ihr Milieu für ihr Wachstum.

Der Prozeß verläuft in drei Phasen:

1. Gärung bis zum 2.–3. Tag, Säure wird gebildet
2. Säuerung 4.–10. Tag, Bildung der Milchsäurebakterien und Konservierung
3. Aromabildung ab dem 10. Tag bis zum Verzehr (ab 12. Tag) (siehe Tabellen der Gemüse)

Praxis

Wer einen Garten hat, kann im großen Stil sein Gemüse in Gärtöpfen säuern, wie eh und je.

Ich stelle das einfache Konservieren in Gläsern vor. Anfang und gute Übung für die Gärung im großen. Die Aromabildung ist — wie beim Wein — intensiver, je mehr Masse vergoren wird. Doch davon später.

Wir benötigen:

- Gemüse aus biologischem Anbau
- Gewürze
- Meersalz und abgekochtes Wasser
- Starter (Ferment für Sauergemüse)
- Gläser mit Patentverschluß und Gummiring. (Auch möglich: absolut unbeschädigte Konservengläser mit Schraubverschluß. Bitte mit Wasser füllen, umstülpen und prüfen, ob sie dicht sind.)

Zum Gelingen der Milchsäuregärung ist absolute Sauberkeit Bedingung

1. Gläser auskochen.
2. Gemüse putzen und waschen. Je nach Art schneiden, hobeln oder raspeln.
3. Feste Gemüse in einer Schüssel stampfen und schichtweise, im Wechsel mit Kräutern, einfüllen.
4. Ist das Glas zu ⅘ gefüllt, mit einem Holzstößel sanft nachdrücken.
5. a) Salzlake (15 g Meersalz auf 1 Liter gekochtes Wasser)
   b) ½ bis 1 Päckchen Sauergemüseferment mit ½ Tasse abgekochtem Wasser und ½ TL Zucker verrühren.
6. Die abgekühlte Salzlake und das angerührte Ferment ins Glas gießen, bis das Gemüse gut bedeckt ist.

7. Gläser verschließen, gut abwaschen und beschriften.
8. In Dunkelheit gären und säuern, bei 20—22 Grad 10 Tage lang.
9. Nach dem zweiten Tag vorsichtig entlüften, das Glas wieder verschließen, weiterhin am warmen Ort gären lassen.
10. Nach dem 10. Tag bis zum Verzehr (ab dem 12. Tag) kalt stellen bei 10 Grad.

Die Milchsäuregärung ist keine Konservierung im Sinne unbegrenzter Haltbarkeit. Erfahrungsgemäß halten sich Qualität und Aroma über ein Jahr: praktisch bis zur nächsten Ernte.

»Reste vergären: siehe Milchsäuregärung«

Eine oft erwähnte Empfehlung: Hier ist sie praktisch.
Reste einer Salatmahlzeit können durch die Milchsäuregärung ihre Qualität behalten. Richtig gesagt: Sie werden aufgewertet. Gemischt und geschnitten, wie sie sind, selbstverständlich ohne Sauce, lassen sich selbst kleine Quantitäten vergären.
Salz und Bioferment werden dafür, ausgehend von der Beschreibung, die sich auf ein 2-Liter-Glas bezieht, entsprechend verringert.

Faustregel: Auf 1 Liter abgekochtes Wasser kommen 15 g Salz und, je nach Festigkeit des Gemüses, ½—1 Päckchen Bioferment (von Bionic) als Starter.

Die Gemüse

Blumenkohl	Mangold	Schwarzwurzel
Broccoli	Möhre	Speisezwiebel
Chinakohl	Paprika	Sprossen
Gurke	Pilze	Stangensellerie
Knollensellerie	Rettich	Weißkohl
Kohlrabi	Rote Bete	Wirsing
Kürbis	Rotkohl	Zucchini
Meerrettich	Rübchen	

Die Gewürze

Samen:	Dill	Kümmel
	Gewürznelke	Piment
	Koriander	gelber Senfsamen
	Kreuzkümmel	Wacholder

| *Gemüse:* | Knoblauch | Meerrettich |
| | Zwiebel | |

Blätter:	Bohnenkraut	Himbeerblatt
	Dill	Lorbeerblatt
	Grünkraut	Sauerkirschblatt
	Porree	Blatt der schwarzen Johannisbeere

Über das Würzen

Aus Gewürzen steigen Duft und sattes Aroma. Sie heilen und munden: Im Sauerstoff wirken sie antibakteriell.

Zwiebeln und Knoblauch mit ihren feinen ätherischen Ölen erschweren Fäulnis und haben gleichzeitig reichen Geschmack. Sie sind Zutat oder Gemüse an sich, wie Kohlkopf und Pilz.

Gurken, so heißt es, lieben nur Dill, Dillblüte und Senfkorn. Doch das läßt sich nach Gusto variieren.

Gärt Kohl zu Saurem, machen Wacholder und Kümmel das Typische aus. Auch hier haben Sie die Wahl.

Besonders einfach läßt sich im kleinen üben. Das ureigene Aroma, Milchsäure und Würze — das Verhältnis gibt die Note. Ein Vielklang will erprobt sein.

Die Gärung hier ist Beispiel für Wandlung. Kräfte wirken zusammen. Sie sind kaum meßbar, nur individuell zu kosten und schwer zu beschreiben.

Wer die Milchsäuregärung als Kunst betreiben will, muß experimentieren. Zunächst mit genauen Mengenangaben und Buchführung, bis Intuition und Erfahrung reifen.

Mittel für die Milchsäuregärung

Wasser grundsätzlich abkochen.
Meersalz verhindert vor der Bildung der schützenden Milchsäure Fäulnis im Glas. Gemüse haben neben Kohlehydraten Eiweiße. Sie faulen, bevor sie zerfallen.

Stets präzise abgewogen, steuert die wohldosierte Salzmenge Aromabildung und Gärung.
Bei zu wenig Salz nimmt die Hefebildung, verbunden mit einer alkoholischen Gärung, zu. Gleichzeitig erfolgt ein Abbau der schützenden Milchsäure, so daß durch eiweißabbauende Bakterien ein Zersetzungsprozeß mit Fäulnis einsetzt.

Grundregel: 15 g Meersalz auf 1 Liter Wasser, abgekocht
(nähere Angaben siehe Tabelle der Gemüse)

Ferment: Die Startkultur

Notwendige Hilfe für den Anfang der Gärung ist das praktische Bioferment der Firma Bionic (siehe Anhang). Ich habe damit beste Erfahrung gemacht und rechne je nach Struktur und Festigkeit des Gemüses ½ bis 1 Päckchen Ferment für ein 2-Liter-Glas. Früher wurde Molke als Starter genutzt. Heute sind wir der Überzeugung, das Bioferment ist hygienischer. Ein Einwand, der ernst zu nehmen ist. In der Milchsäuregärung — Wiederholung tut not — ist jede Fehlerquelle zu vermeiden.

Tabelle der Gemüse

Blumenkohl und Broccoli

	1½ kg Gemüse, in Röschen geteilt	
Zutaten	Möhren, Sprossen	
Würzen	Senf, Koriander	
Glas	2–Liter–Glas	
Salzmenge	25 g Meersalz	
Bioferment	½ Päckchen	
Gärung	20 Grad	2—3 Tage
Säuerung	18 Grad	bis zum 10. Tag
Aromabildung	10 Grad	ab dem 12. Tag
und Lagerung		bis zu 6—8 Wochen
Verzehr	ab dem 12. Tag	

Chinakohl (siehe Kohl)

Versuchen Sie, Chinakohl koreanisch einzulegen:

Zutaten	Mangold, Äpfel, ungeschälte Birnen, Gurken, rote und grüne Peperoni, Zwiebeln

Gurken, Zucchini, Kürbis

»Saure Gurken, frohe Feste!« (Volksmund)

Dem Salzhandelsmonopol, das Friedrich II. am 14. Oktober 1772 erließ, verdanken wir die in Salz eingelegte Berliner Delikatesse, die Saure Gurke. Auflage war, ein bestimmtes Quantum Salz pro Person zu verzehren.

Die Berliner nutzten es für einen neuen Erwerbszweig — Konservierung der Spreewälder Gurken.

Gurken benötigen auch im Hause sehr viel Salz (30 g pro Liter Wasser).

	1200 g Gurken Senfgurken: schälen, entkernen, teilen Cornichons: im Stück ungeschält einlegen, zur besseren Aufnahme der Flüssigkeit mit einer Gabel einpieksen	
Würzen	3 Zwiebeln 2 TL Senfkörner 1 Dolde Dill	
Glas Salzmenge Bioferment	2-Liter-Glas 60 g Meersalz 1 Päckchen	
Gärung Säuerung, Aromabildung und Lagerung	18—20 Grad 10 Grad	bis zum 10. Tag mindestens 2—3 Wochen
Verzehr	nach der 3. Woche	

Varianten:

Gurken und Zucchini lassen sich gut mit Paprika und Peperoni einlegen.

Kürbis zieht Gewürze auf. Ich empfehle: Kreuzkümmel, Knoblauch, Ingwer und Nelke.

Kohl: Weißkohl, Rotkohl, Wirsing

Kohlarten haben ausgeprägte eigene Milchsäurebakterien und sind besonders geeignet für Anfänger.
Die Konsistenz entscheidet über die Gärungstemperatur.

Wir unterscheiden:

Sommerkohl mit einer Anfangstemperatur von 17 Grad, eignet sich mit seinem hohen Zuckergehalt nicht für lange Lagerung.

Winterkohl mit seiner harten, festen Struktur, muß besonders gut mit Salz gestampft werden, bis sich Flüssigkeit bildet, bevor er in das Glas eingefüllt wird. Seine Anfangstemperatur sollte bei 23 Grad liegen.

Herbstkohl ist für die Milchsäuregärung ideal und eignet sich besonders für die Konservierung im großen Gärtopf.

	2 kg Gemüse, fein gehobelt	
Würzen	1 EL Wacholderbeeren	
Salzmenge	30 g Meersalz	
Bioferment	je nach Festigkeit des Blattes ½—1 Päckchen	
Gärung	20 Grad	2—3 Tage
Säuerung	15—18 Grad	2—3 Wochen
Aromabildung	10 Grad	4.—6. Woche
und Lagerung		
intensiviert Aroma bei längerer Lagerung		
Verzehr	nach der 6. Woche	

Variante:

Wirsingblätter sind grüne Würze bei Wurzelgemüsen: Möhren, Sellerie, Rettich und Kohlrabi. Sie werden gefaltet, nicht geschnitten, ins Glas gelegt.

Kohlrabi

	1200 g Gemüse in Scheiben oder Stiften	
Würzen	2 Knoblauchzehen	
	1 EL Senfkörner	
	2 Gewürznelken	
	Estragon	
	Lorbeerblatt	
Glas	2-Liter-Glas	
Salzmenge	25 g Salz	
Bioferment	¾ Päckchen	
Gärung	18—20 Grad	2—3 Tage
Säuerung	18 Grad	bis zum 10. Tag
Aromabildung	10 Grad	4.—6. Woche
und Lagerung		
Verzehr	ab der 6. Woche	

Das Grün des Kohlrabi, aber auch andere Blätter wie Mangold, Wirsing oder Stangensellerie, vollendet den Geschmack.

Möhren, Sellerie, Schwarzwurzeln, Teltower Rübchen, Rettich

	1½ kg Gemüse in Scheiben geschnitten oder geraspelt	
Würzen	2 Zwiebeln, geviertelt 1 Knoblauchzehe 1 Stück Ingwer 2 Gewürznelken	
Glas Salzmenge Bioferment	2-Liter-Glas 30 g Meersalz 1 Päckchen	
Gärung Säuerung Aromabildung und Lagerung	18—20 Grad 18 Grad 10 Grad	bis 2.—3. Tag bis zum 10. Tag ab dem 12. Tag bis zu 6—8 Wochen
Verzehr	ab dem 12. Tag	

Alle Gemüse können nach Geschmack gemischt werden. Sellerie z.B. ist sehr würzig, vor allem sein herbes Grün.

Paprika

	1200 g Paprika, grün und rot in Streifen geschnitten
Würzen	Lorbeerblatt Piment Perlzwiebeln Knoblauch

Glas	2-Liter-Glas	
Salzmenge	40 g Meersalz	
Bioferment	¾ Päckchen	

Gärung	20 Grad	2–3 Tage
Säuerung	18 Grad	bis zum 10. Tag
Lagerung und	10 Grad	mindestens 8 Wochen
Aromabildung		

Verzehr	nach der 8. Woche	

Die späten Paprikaschoten des Herbstes eignen sich am besten für die Vergärung.

Fertig gegorene Paprika können, mit Öl bedeckt, im Kühlschrank verwahrt werden und lassen sich püriert zur Säuerung unter Quark und Mayonnaisen rühren.

Rote Bete

Sie gärt sehr stark, darum Gefäße nur zu ¾ füllen. Kleine Bete lassen sich im ganzen einlegen und bedürfen der entsprechend größeren Salzmenge, 20 g pro Liter Wasser.

	1700 g rote Bete, geraspelt
Würzen	1 TL Senfkörner
	1 TL Kümmel
	2 Knoblauchzehen
	3 Zwiebeln
Glas	2-Liter-Glas
Salzmenge	25 g Meersalz
Bioferment	1 Päckchen

Gärung	ca. 18—20 Grad	2—3 Tage
Säuerung	ca. 18 Grad	nicht länger als 10 Tage
Aromabildung und Lagerung	10 Grad	ca. 6 Wochen

Gläser vorsichtig öffnen, Bete gärt stark!

Verzehr	Rote Bete sollte nach dem Abschluß der Aromabildung bald verbraucht werden.

Variante:

Rote Bete läßt sich gut mit anderen Gemüsen kombinieren: z.B. mit Äpfeln, Zwiebeln; besonders Kohl stabilisiert das Milieu im Glas.

Schwarzer Rettich (siehe Möhren)

Gemüse	grob geraspelt
Würzen	gelbe Senfkörner Dillblüten Knoblauch Zwiebeln

Schwarzer Rettich hält sich sehr lange in den Gläsern.

Sprossen und Grünkraut

Auch hier: eine Zutat. Besonders wenn Gemüse im ganzen eingelegt werden, füllen Sprossen die Zwischenräume und geben Geschmack. Fein geraspeltem Gemüse geben Sprossen Struktur und Biß.

Tomaten

Rote, reife Tomaten eignen sich nicht für die Milchsäuregärung. Hierfür möglich sind grüne, unreife Tomaten. Es gibt aber den Einwand, wegen des Solaningehaltes auch grüne Tomaten nicht zu säuern.

Die Landesanstalt für Ernährung in München ermittelte jedoch einen so geringen Solaninwert, daß kein Risiko besteht.

Zwiebel, Knoblauch

Zwiebeln und Knoblauch sind Würze. Besonders Knoblauch läßt sich wegen seiner bakterienhemmenden Wirkung nicht allein vergären. Die Höchstmenge beim Einsäuern liegt bei ca. 150 g auf 1 kg Gemüse. Die positive Wirkung von Zwiebeln und Knoblauch bleibt in der Milchsäuregärung erhalten, mit dem Vorteil, daß die stark riechenden schwefelhaltigen Stoffe abgebaut werden, d. h. unser Atem riecht nicht mehr.

Die Gemüse sind vergoren. Woran erkenne ich die Qualität?

Verschiedenes:

Anfallende Brühe kann in Flaschen verwahrt werden. Verdünnt getrunken, ist sie Essigersatz und Würze.

Die Milchsäuregärung ist Indikator für Qualität. Gemüse aus eigenem Garten und biologischem Anbau sind eine gute Hilfe für eine problemlose Gärung.

Milchsäuregärung aus eigener Küche unterscheidet sich, wie auch selbstangesetzter Joghurt, Quark und Kefir, von den Erzeugnissen des Marktes. Gelungene Säuerung zeigt sich in Duft und Aroma.

Unsere Sinne werden diese Qualität erkennen lernen. Wer seiner Zunge doch nicht traut, kann mit Lackmuspapier (aus der Apo-

theke) den pH-Wert, d. h. den Säuregrad messen. In der Milchsäure verhindert der Wert von 4,1 die Fäulnis. Je niedriger der
pH-Wert, um so stärker der Säuregehalt.

Essig — selbstgemacht

Gemüsesalate brauchen Säure. Je fester die Struktur des Gemüses,
um so kräftiger soll der Essig sein.

Da ich mit »Balsamico« (Weinessig), dem langvergorenen Italie-
ner, Salate würze, habe ich immer einen Starter für die Vergärung
von Wein zu Essig.

Eine halbe Flasche Rotwein mit einem Schnapsglas Balsamico in
ein weit offenes Gefäß gießen und mit einem Tuch abdecken.
Sauerstoff gehört dazu. Im Dunkeln gärt sich's besser. Nach ca.
vier Wochen, bei 21 Grad, bildet sich eine gallertartige Schicht
über dem Wein, die sogenannte »Essigmutter«. Sie ist Starter für
die Umsetzung von weiterem Wein zu Essig. Die »Essigmutter«,
in ein entsprechend großes Gefäß gefüllt, möglichst aus Ton, wird
mit dem Wein Ihrer Wahl aufgegossen. Für die Vergärung eines
Liters Wein benötigen Sie ca. sechs Wochen. Die »Essigmutter«
wird stärker. Mit ihr vergärt der Wein zu Essig.

In Haushaltsgeschäften gibt's Gefäße aus Ton, nicht transparent,
mit großer Öffnung. Sie erleichtern die Gärung.

Die Ernährungsumstellung – eine persönliche Entwicklung

Der tägliche Salat — ein Muß?
Die Frage einer Umstellung kann nur jeder für sich selbst beantworten. Es gibt so viele Möglichkeiten wie Menschen.
Meine Ernährungsumstellung war ein langer Prozeß — eine vielfältige Erfahrung.
Erkennen ist zugleich Handeln. Wir lernen also nur durch unsere *eigene* Erfahrung. Die Frage ist, wie wir unsere Erkenntnis umsetzen. POPP spricht von einem »aktiven Sog«, der allen biologischen Systemen innewohnt und durch den Appetit sehr wohl ahnen läßt, welche Nahrungsmittel unser System optimal zu erhalten vermögen. Von Natur aus sind wir also richtig »programmiert«: Unser Instinkt weiß es intuitiv.
Die Meditation ist eine der besten Möglichkeiten, diesen verschütteten »aktiven Sog« wieder offenzulegen. Die transzendentale Meditation z.B. ist besonders leicht zu erlernen. Es geht darum, Streß und Belastung abzubauen und in zunehmender Stille zurück zu sich selbst zu finden. Meditation kann die Funktionen des Hirns ordnen und verbessern. Aus Stille wächst Kraft.
Zwei Richtungen der Umstellung bieten sich an: die Radikalkur — oft Notwendigkeit und bei Krankheit ärztlich verordnet — oder der sanfte Weg, das Herausschleichen aus der Gewohnheit, das Herantasten an Neues. Der Wandel in kleinen Schritten ist der praktische Weg, eine sanfte Einführung.
»Erkenne dich selbst«, stand am Apollo-Tempel in Delphi. Selbst-

erforschung und Mäßigung waren zwei Grundhaltungen antiken Denkens. »Nicht zu viel.«
Gesundheit und Glück galten früher als Beweis göttlicher Gunst. Opfergaben, Gebete und ein frommes Leben waren der Preis dafür.
Dieses Buch bietet eine vorsichtige Einführung in die Selbstverantwortung für die eigene Entwicklung.

Essen — Speisen — Tafeln

Wer sich da die Lebensfreude nehmen, sich eine Diät ohne Überzeugung aufzwingen läßt, kann an ihr nicht erstarken. Das wäre ein Alltag der Zwänge, derer es schon mehr als genug gibt.
Loslassen und hinwenden, spielerisch, doch wohlbedacht und konsequent. Das vermag uns zur Einsicht zu verhelfen.
Selten habe ich jemanden erlebt, der einen liebevoll geschnittenen Salat mit Creme, Sauce oder Püree nicht innig genossen hat und nicht aufgeschlossen war für mehr. Und das nicht, weil er noch Hunger gehabt hätte.
Oft hapert es an der Praxis, sich selbst einen Salat zu bereiten. Und fürwahr, es ist nicht einfach. Im Restaurant sind gute Salate selten. Aus Kühltheken sind sie ein Greuel, und Genuß stellt sich nicht ein — auch nicht bezüglich der Tunke.
»Wer sich nicht selbst befiehlt, bleibt ewig ein Knecht«, sagt Goethe. Erst wenn wir innerlich den Entschluß gefaßt haben, können wir uns mit Freude den neuen Speisen hingeben und genießen. Am Anfang also ist die Entscheidung. Ich würde es mit Sprossen versuchen. Frischer geht's nicht.
Wenn zwei Pfund runter sind, die Haare glänzen und die Haut klar wird, schimmert Hoffnung. Also, der praktischen Umstellung geht eine offene Haltung voraus und schließlich folgt die Tat.
Eine Ernährungsumstellung kann zeitweise isolieren. Wird sie aber gar zu Ideologie und Kasteiung, haben wir den Weg der Tu-

gend verlassen. Selbstgemachter Streß, frustrierende Regeln gehen über unsere Kräfte. Wir haben Zeit: Gesundes Leben heißt lebenslänglich lernen.

Wer ein Ernährungsbuch liest und sich einredet, Gesundheit sei käuflich, unterschätzt die eigene Gewohnheit und verliert später den Mut.

Für viele wird eine Fastenzeit wie selbstverständlich zu einer Ernährungsumstellung. Fasten ist die extremste Form des Loslassens von alter Gewohnheit. Der Körper reinigt sich, scheidet Giftstoffe aus und wird sensibel für Neues. Fasten öffnet die Sinne und ermöglicht auch einen Weg nach innen.

Die jährliche Fastenzeit vieler Religionen ist Beispiel dafür, wie geistiger Empfänglichkeit körperliche Reinigung vorausgeht. Und: Fasten ist ein wirkliches Erlebnis, Ernährungsumstellung oder Reise nach innen.

Es gibt verschiedene Fastenkuren. Wichtig dabei ist immer, sich medizinisch betreuen zu lassen. Der Alleingang ist gefährlich. Einen Tag aber in der Woche, das könnte ein Anfang sein und ein Zeichen von Solidarität: Jede Stunde sterben 1500 Kinder an Hunger oder an durch ihn verursachten Krankheiten.

In den Büchern »Bewußt fasten« von DR. RÜDIGER DAHLKE und »Wie neugeboren durch Fasten« von DR. HELLMUT LÜTZNER erhält man Anleitungen und Empfehlungen zur Selbsthilfe.

Über das Kauen

Magen und Darm haben durch den übermäßigen Genuß denaturierter Nahrung und gekochter Gemüse verlernt, mit ungekochten Speisen entsprechend umzugehen. Hier hilft nur eins: gründlich kauen und einspeicheln.

Gute Zähne oder eine Zahnsanierung sind die wichtigste Bedingung für die Wirkung der sanften Energie des Ungekochten. Die Vorverdauung beginnt im Mund. Der Speichelfluß wird durch den Duft der Nahrung, durch den Geschmack, der sich erst im Kauen vollendet, angeregt.

Gemächliches Kauen und die Verdauung strengen an. Wer während des Essens lamentiert und diskutiert, lenkt sich ab und kaut am Genuß vorbei. Nur die Konzentration auf Speise und Essen bringt alles in harmonischen Fluß. Zorn, Kummer, Erschöpfung und negative Gedanken verwirren Vorspiel und Verdauung. Wer seine Energie auf eine andere Ebene lenkt, lähmt diesen Stoffwechsel, wird Probleme haben bei der Auswertung seiner Nahrung und ganz besonders bei einer Ernährungsumstellung.

Ergänzend können Medikamente genommen werden, die die Darmflora regenerieren. »Perenterol« z.B. besteht aus naturnahen Bakterien, die einer vorgeschädigten Darmflora zu Hilfe kommen. Später regulieren die Bakterien der Milchsäuregärung die Verdauung.

Wichtig ist, nur bei echtem Hungergefühl zu essen. Es regt Speichelfluß und Stoffwechsel an.

Wer zuviel ißt, überlastet seine Körperfunktionen. Nicht, was wir essen, ist entscheidend, sondern was der Körper assimiliert. Ein Zuviel macht uns träge, den Kopf schwer und lähmt die Fantasie. Und, ökologisch gedacht — wir hatten das schon —, betreiben wir Raubbau an der Erde.

Vitales Handeln

Immer noch hat das Ungekochte den Ruf des Ungenusses, sprich der Askese. Es ist aber farbenfroh und voller Duft. Gemüse pur hat Biß! Die Zubereitung ist fast ein Zeremoniell. Gemüse pur ist alles andere als Purismus. Es läßt uns wach werden, wieder die eigene Balance spüren angesichts pflanzlicher Formen und Strukturen. Gemüse pocht an die Sinne in der eigenen Küche. Anregungen werden Ihnen gegeben. Keine erstarrten Rezepturen. Lebendes Gemüse appelliert an lebendige Fantasie, und ihr sind keine Grenzen gesetzt.

Grundsätzliches
zur Salatbereitung

Die Rezeptangaben für die *Gemüsesalate* sind gedacht als vollwertige Mittagsmahlzeit für vier Personen. Überprüfen Sie diese Angaben an Ihrem Appetit, Geschmack und Wohlbefinden. Die Jahreszeit spielt eine Rolle, die Art Ihrer Arbeit und schließlich das Alter.
Sie bestimmen die Größe Ihrer Portion, Sie wissen, was und wieviel Ihnen bekommt.
Der Salat am Mittag kann größer sein als der am Abend. Meine Erfahrung lehrt: Der Salat in der Abendstunde nach 19.00 Uhr sollte überwiegend aus grünem Anteil bestehen.
In einem vollwertigen Salat dürfen bestimmte Zutaten nicht fehlen. Erst sie bieten in ihrer Zusammensetzung alle notwendigen Teile: z.B. Ballaststoffe, komplettes Protein, Fette, Enzyme, Mineralien, Vitamine und andere essentielle Inhalts- und Aromastoffe.

Ein vollwertiger Salat setzt sich zusammen aus:

- Gemüse, über der Erde gewachsen
- Gemüse, unter der Erde gewachsen
- Blattsalat oder Grünkraut
- Sprossen
- Milchsäurevergorenes (z.B. Joghurt, Quark, Kefir, Dickmilch oder vorzugsweise milchsäurevergorenes Gemüse bzw. dessen Saft, vor der Mahlzeit getrunken)

- Nüsse
- kaltgepreßtes Öl
- Würzen: Kräuter, Hefeflocken

Lagerung

Der guten Zubereitung geht eine sorgsame Lagerung voraus. Wenn die Lebensmittel kühl gelagert werden, kann Nitrat nicht in Nitrit umgewandelt werden. Zitronensaft oder Essig zum Gemüse verhindern ebenfalls die Nitritbildung.

Vorbereitung

Waschen

Gemüse und Salate, auch wenn sie aus biologischem Anbau stammen, sind gründlich zu waschen. Besonders Blätter mit kräuseliger oder behaarter Oberfläche bedürfen der sorgsamen Reinigung vor dem Schnitt.
Produkte aus konventionellem Anbau, so haben es Untersuchungen gezeigt, können sehr wohl durch gründliches Waschen verbessert werden, z.B. läßt sich ein Teil des Bleigehaltes der Oberfläche abwaschen.
Aber Vorsicht: Auch wasserlösliche Substanzen, z.B. Vitamin C und Vitamine aus der B-Gruppe wie auch Mineralstoffe, können vom Wasser ausgespült werden.

Schälen

Ein Pro und Kontra:
Die Schale enthält die meisten essentiellen Inhaltsstoffe.
Aber sie tankt auch Umweltgifte und Schadstoffe aus der Düngung.
Schalen sind wertvoll und belastend. Entscheiden Sie selbst!

Schneiden

»Laß deine Nahrung so natürlich wie **möglich**!« sagt WERNER KOLLATH.

Die mechanische Bearbeitung, das Zerkleinern sind zwar normale Eingriffe, und doch sind chemische Veränderungen die Folge. Sauerstoff- und lichtempfindliche Vitamine werden zerstört, Geschmacks- und Inhaltsstoffe flüchten, noch unbekannte Ingredienzen gehen verloren.

Wir halten die Verluste so gering wie möglich, wenn das Gemüse erst unmittelbar vor dem Essen geschnitten wird.

Für mich ist der sorgsame Schnitt, das Raspeln (auch mit Hilfe einer elektrischen Maschine) ein Vorverdauen und damit notwendig.

Geschnittene Gemüse lagern — wenn überhaupt — am besten luftdicht abgedeckt, kühl und dunkel.

Gemüsesalate zu Tisch

Wer den Salat in der Küche anrichten möchte, mag das tun.

Viele Vorteile hat es, die Gemüsezutaten getrennt auf einer großen Schale anzubieten. Jeder versorgt sich individuell mit Gemüse und Sauce und würzt mit Nüssen, Milchsäurevergorenem und Hefeflocken, wie es ihm gefällt.

In der Chance der persönlichen Wahl liegt die Philosophie der Lichtkost.

Wir essen Farben, Düfte und Formen.

Farben rufen in uns Schwingungen hervor, ob das Blauviolett der Bete, das Gelb der Paprika, das Orange der Möhre oder das Rot der Tomate. Farben beruhigen, gleichen aus oder regen an.

Die intuitive Vorliebe für ein Gemüse, seine Form und Farbe ist Wegweiser für das, was uns fehlt.

Reste vergären

Gemüsereste und kleine Portionen werden eingesäuert.
Achtsamkeit: Tragen wir Sorge für unsere Lebens-Mittel!

Zusammenfassung:

- Frische Zutaten, möglichst aus biologischem Anbau
- So frisch wie möglich verbrauchen, sonst kühl lagern
- Gründlich waschen, besonders Gemüse aus konventionellem Anbau, Biosmon (siehe **Anhang**) ins Waschwasser geben
- Grundsätzlich erst nach dem Waschen schneiden
- Umgehend mit Freude essen
- Saucen, Pasten, Pürees am Tisch anbieten
- Nüsse, Milchsäurevergorenes und Hefeflocken nach eigener Wahl
- Reste milchsauer einlegen.

Grundrezepte:
Saucen — Pasten — Pürees

Folgen Sie immer Ihrer Intuition und Ihrem individuellen Maß.
Der eine liebt Salat ölig weich, der andere sucht Saures und meidet Öl.
Es macht Spaß, die Sauce am Tisch anzurühren.
Ein guter Mittelweg ist, die vorbereitete Sauce mit Balsamico, Öl, Shoyu und frischen Kräutern nachzuwürzen.
In der kalten Jahreszeit tut eine temperierte Salatsauce gut. Einfach kurz im kochenden Wasserbad erwärmen und gut durchgerührt servieren.

Saucen

Vinaigrette, Joghurt-Sahne-Sauce und **Mayonnaise** sind klassische Grundsaucen für Gemüsesalate.

Variieren Sie:

Kräuter: Estragon, Kerbel, Kresse, Schnittlauch, Dill, Basilikum, Minze

Würzen: Safran, Curry, Gewürzsamen (Anis, Senf, Fenchel), Paprika, Koriander, Tamari — Shoyu, Chili, Tabascosauce, Sambal, Muskat, saure Gurken, Kapern, Oliven, Schalotten, Knoblauch, Ingwer

Gemüsepürees:	Tomaten, Paprika, Zucchini, Champignons
Säfte:	Orange, Zitrone, rote Bete, Spinat, Möhre

Vinaigrette

Das Verhältnis von Essig und Öl richtet sich nach der Konzentration des Essigs und der Qualität des Öls. Wichtig ist, erst die Würze im Essig zu lösen, dann das Öl einzurühren.

Meersalz · frisch gemahlener Pfeffer aus der Mühle

Balsamico · 1 1/2 TL Senf · Saft von 1/2 Zitrone

3/4 Tasse Olivenöl

---

① Salz und Pfeffer mit Balsamico verrühren, dann Senf und Zitronensaft zugeben.

② Das Olivenöl einrühren.

Zeit spart, wer die Vinaigrette auf Vorrat herstellt. Die Zutaten werden im Verhältnis zu den Angaben gesteigert. Die Sauce hält sich, in einer Flasche verschlossen, gut 1 Woche im Kühlschrank.

Kräutervinaigrette

Sind Kräuter mit Öl ummantelt, verhüllt sich auch ihr Aroma. Ich reiche Kräuter und Vinaigrette getrennt.

Joghurt-Sahne-Sauce mit Zitrone

1 Zitrone, gepreßt · 2 EL kaltgepreßtes Öl

1 Töpfchen Joghurt · 1 Töpfchen Sahne · Meersalz · Pfeffer

① Salz und Pfeffer in einer kleinen Schüssel mit dem Zitronensaft rühren, bis die Würzen sich binden.

② Nach und nach Joghurt und Sahne einrühren.

Variante:

Wer mag, ersetzt die Sahne durch Joghurt und erhält so eine reine Joghurt-Sauce.

Milchsäurevergorenes ist ein tägliches Muß. Neben Joghurt sind auch andere vergorene Molkereiprodukte empfohlene Saucenbasis.

Mayonnaise

Mayo — Dickmacher?
Wenn die Zutaten stimmen, ist Mayonnaise auch für den Anfänger kein Problem.
Gute Ölqualität, gleichmäßige Temperatur und exaktes Maß: 1 Eigelb bindet $\frac{1}{4}$ l Öl.
An einem kühlen Platz bleibt die Sauce frisch. Im Kühlschrank verliert sie an Qualität.

Mayonnaise für den Vorrat

---

2 Eigelb · 1 EL Zitronensaft oder Balsamico · Meersalz

frisch gemahlener Pfeffer · ¼ l Öl, kaltgepreßt

---

① Das Eigelb, Salz und Pfeffer so lange schlagen, bis das Eigelb hell wird.

② Essig oder Zitronensaft dazugeben und wieder gründlich verrühren.

③ Das Öl tropfenweise einfließen lassen und so lange schlagen, bis die Mayonnaise bindet.

Eine gute Mayonnaise ist weich und zugleich fest. Zu steif geschlagene Mayonnaise läßt sich mit wenig warmem Wasser lockern. Gerinnt die Mayonnaise, kann 1 EL kochendes Wasser sie retten. Gelingt dies nicht, schlagen Sie ein weiteres Eigelb in eine Schüssel. Langsam die nicht gebundene Mayonnaise in das Eigelb rühren und ununterbrochen schlagen, bis sie fest ist.
Mayonnaise kann auch im Mixer gerührt werden. Der kleine Unterschied jedoch ist groß. Mir schmeckt die handgerührte besser.
Mayonnaise kann mit Tofu, Quark oder Roquefort variiert werden.

Aioli

Mayonnaise (siehe Grundrezepte)

8 Knoblauchzehen, gepreßt

Die Mayonnaise und gepreßte Knoblauchzehen verrühren.

Pasten

Pasten aus Gemüse, Nüssen und Samen ergänzen den Salat zur vollständigen Mahlzeit. Besonders im Winter sind sie »wärmende« Zutaten.

Die Pasten werden, wie Salatsaucen, am Tisch gereicht.

Ihre Konsistenz kann fest, gleich einer französischen Paté, oder weich wie Creme sein.

Gurkenpaste

1 kleine Salatgurke, entkernt und geschnitten
1 Tasse Joghurt · ½ Tasse Kürbiskerne
½ Tasse Sonnenblumenkerne · 2 EL Zitronensaft · Meersalz
3 EL Sonnenblumenöl, kaltgepreßt

Alle Zutaten im Mixer verrühren.

Spinatpaste

½ kg Spinat, kleingeschnitten
1 Tasse Olivenöl · 1 Tasse Parmesan · Saft von 1 Zitrone
Meersalz · Pfeffer aus der Mühle
½ Tasse Rosinen

① Den Spinat im Öl pürieren, Käse, Zitronensaft, Salz und Pfeffer einrühren.

② Die Rosinen unterziehen, nicht pürieren.

Kokospaste

1 Tasse Kokosraspeln · 1 Tasse Joghurt

Bockshornkleesprossen oder gestoßene Bockshornkleesamen

Saft von ½ Zitrone · 4 EL Sesamöl · Meersalz

Die Zutaten werden vermischt und zum Durchziehen kalt gestellt.

Champignonpaste

250 g Champignons, grob gehackt

½ Tasse Sonnenblumenöl, kaltgepreßt · Saft von ½ Zitrone

½ Tasse Mandeln, fein püriert

Tamari nach Ihrem Geschmack

Die Zutaten im Mixer zu einer Paste rühren und nur mit Tamari würzen.

Tofu-Avocado-Paste

2 Tassen Tofu · 2 Avocados, entkernt und geschält

Saft von 1 Zitrone · 1 EL Sesamsamen

Meersalz · Tamari

Die Zutaten im Mixer zu einer Paste rühren.

Haselnußpaste

¾ Tasse Haselnußpaste (aus dem Reformhaus)
1 Töpfchen Joghurt · ½ TL Ingwer, frisch gerieben · 1 EL Honig
1 Prise Nelke · 1 Prise Kardamom · 1 Prise Cayennepfeffer
1 Prise Zimt · Meersalz · schwarzer Pfeffer

Im Mixer pürieren und gut durchziehen lassen.

Pflaumenpaste

20 Trockenpflaumen, geweicht und entkernt
2 kleine Möhren, geraspelt · ¾ Tasse Öl, kaltgepreßt
½ Tasse Sonnenblumenkerne · ½ EL gestoßener Senfsamen
1 Prise Cayennepfeffer · Balsamico

Zutaten im Mixer pürieren und eventuell etwas Tafelwasser zugießen.

Tofupaste – pikant

2 Tassen Tofu · 1 Tasse Mayonnaise · 1 TL Kreuzkümmel
1 Prise Kurkuma · Saft von ½ Zitrone · Tamari

Zutaten im Mixer vermischen, kühl stellen.

Goldgelbe Tofupaste

---
2 Tassen Tofu · 3 Möhren, fein gerieben

½ Tasse Rosinen, gehackt · ½ TL Ingwer, gerieben

Eventuell mit etwas Tafelwasser im Mixer rühren.

Variante:
Anstelle der Möhren Kürbis oder Spinat zugeben.

Mandelpaste

---
1 Tasse Mandeln, püriert · 1 Tasse Mayonnaise

½ Tasse Sellerie, fein gerieben · Saft von ½ Zitrone
---
1 Apfel, gerieben · 3 EL Sonnenblumenöl, kaltgepreßt · Tamari
---

Die Zutaten im Mixer zu einer Paste rühren.

Leichte Sesampaste

¾ Tasse Tahini (Sesampaste)
---
250 g Champignons, geputzt und kleingeschnitten

Saft von 1 Zitrone · Tamari
---
schwarzer Pfeffer, frisch aus der Mühle

Die Zutaten, eventuell mit etwas Flüssigkeit, im Mixer zu einer
Paste verrühren.

Auf der Basis von Sesampaste:

Hommos di Tahini

(Kichererbsen–Sesam-Paste)

3 Tassen gekochte Kichererbsen
4 Knoblauchzehen, sehr fein gewiegt · Saft von 1 Zitrone
Tamari · ³⁄₄ Tasse leichte Sesampaste (siehe Seite 74)
4 EL Olivenöl, kaltgepreßt
2 EL frische Korianderblätter, gehackt (ersatzweise Petersilie)

Zutaten im Mixer pürieren, die Konsistenz der Paste sollte der einer Mayonnaise gleichen.

Variante:

Kichererbsenpaste, siehe Broccoli, Seite 110.

Auberginen-Sesam-Paste

500 g Auberginen
ca. ¹⁄₂ Tasse leichte Sesampaste · Saft von 1 Zitrone
Tamari · schwarzer Pfeffer, frisch gemahlen · 2 EL Olivenöl
2 EL frische Korianderblätter, gehackt (ersatzweise Petersilie)

① Die Auberginen mehrmals mit der Gabel einstechen und im vorgeheizten Ofen bei 200 Grad ca. 40 Minuten backen.

② Sind die Auberginen abgekühlt, halbieren und das Fruchtfleisch mit einem Eßlöffel ausheben.

③ Im Mixer Fruchtfleisch und die anderen Zutaten pürieren.

Die Paste kann, mit Olivenöl abgedeckt, vor Luft geschützt im Kühlschrank verwahrt werden.

Kürbispaste mit Sesam

1 Tasse Kürbissamen oder -sprossen
½ Tasse Sesamsamen oder -sprossen
1 Tasse Kürbis, entkernt und püriert · Saft von ½ Zitrone
1 TL Honig · 1 Prise Meersalz · 1 Prise Ingwer, frisch gerieben
Tamari nach Geschmack · evtl. etwas Tafelwasser

Zerkleinern Sie zunächst den Sesam, dann die Kürbiskerne im Mixer und fügen die anderen Zutaten hinzu.

Variante:
Anstelle des Kürbis: 2 Möhren, fein geraspelt, zufügen.

Fermentierte Pasten

Eine kurze Milchsäuregärung ist die Fermentierung von Nuß– oder Gemüsepasten. Die Gärung gibt der Paste »Saures« und uns Gesundheit durch Enzyme und Laktobakterien.
Werden Nüsse in der Gärung vorverdaut, sind sie bekömmlicher. Trotz nur kurzer Vergärung haben diese Pasten alle Vorteile der

Milchsäuregärung. Schädliche Darmbakterien werden vertrieben, nützliche verbleiben und fördern unseren Stoffwechsel.

Fermentierte Nußpaste

1 Tasse Mandeln, geschält
1 Tasse Sonnenblumenkerne (oder -sprossen)
1 Tasse Joghurt · 1 EL Tahini
2 Frühlingszwiebeln, fein geschnitten
1 Tasse Kresse, gehackt · Tamari · Hefeflocken

① Mandeln und Sonnenblumenkerne im Mixer mahlen. Die Würzen einrühren.

② Die Paste in eine Schüssel füllen und ca. 12 Stunden bei 21 Grad gären lassen.

Dieses Grundrezept hat viele Varianten. Versuchen Sie, Nüsse, Würze und Gärungszeit spielerisch abzuwandeln.
Pasten mit kurzer Fermentierung haben einen süßlich-sanften Geschmack. Innerhalb einer Überfermentierung können sie »umkippen« und bekommen einen ausgesprochen strengen Geschmack. Von besonderer Süße sind Pasten aus gekeimten Sonnenblumenkernen.
Die gesunden Pasten eignen sich als delikater Brotaufstrich.

Pürees

Auch Pürees vervollständigen Gemüsesalate zu einem Hauptgericht. Während einer Ernährungsumstellung können die Gemüsezutaten für das Püree kurz blanchiert werden.

Rote-Bete-Püree

---

2 kleine rote Bete, fein gerieben

---

1 kleiner Apfel, fein gerieben · 1 Tasse Sonnenblumensprossen

---

1 Zitrone, frisch gepreßt · ½ Tasse Sesamöl

---

schwarzer Pfeffer aus der Mühle · Tamari

Kresse

Die Zutaten werden im Mixer verrührt und — mit Kresse umkränzt — auf einer Schale serviert.

Broccoli-Püree

---

2 Broccolistangen, geputzt und kleingeschnitten

---

1 Tasse Joghurt · ½ Tasse Sonnenblumensprossen

Saft von 1 Zitrone · ½ Tasse Walnußöl · Meersalz

---

schwarzer Pfeffer aus der Mühle

Zitronensaft und Joghurt vermischen und mit den anderen Zutaten im Mixer verrühren.

Topinambur-Püree

---

3 Tobinambur, geraspelt · 3 kleine Möhren, geraspelt

½ Tasse Quark · Saft von ½ Zitrone · 2 EL Olivenöl

2 Frühlingszwiebeln, fein geschnitten · Hefeflocken

Die Zutaten vermischen und nach Geschmack noch etwas salzen.

Variante:

Anstelle des Quarks 1 Tasse milchsäurevergorene Möhren dazugeben. Das Püree kann mit Kresse, Minze oder Maggikraut (Liebstöckel) im Geschmack variiert werden.

Aprikosenpüree

---

1 Tasse getrocknete Aprikosen, eingeweicht und püriert

½ Tasse Sonnenblumenöl, kaltgepreßt

1 Tasse Mandelsplitter · ¼ Tasse Orangensaft

1 Möhre, gerieben · ¼ TL Ingwer, frisch gerieben

2 Knoblauchzehen, gepreßt

Die Zutaten werden im Mixer verrührt.

Das Fruchtpüree ist eine Überraschung, besonders zu Kohlgemüsen!

Apfel-Chutney — eine Ausnahme

Diese fruchtige Sauce ist gedünstet und paßt zu knackigem Gemüse im Winter.

2 Zwiebeln, in Kuben geschnitten · 3 EL Öl
3 Cox Orange, geschält und grob gerieben
1 Tasse Sultaninen · 1 EL Honig · 4 EL Essig
1 TL gestoßene Bockshornkleesamen oder ½ TL Curry
1 TL Ingwer, frisch gerieben · Meersalz · Hefeflocken
schwarzer Pfeffer aus der Mühle

① Die Zwiebeln werden in einer Kasserolle im Öl glasig gedünstet.

② Es folgen der Reihe nach die übrigen Zutaten und Würzen.

③ Apfel-Chutney sollte 1 Stunde ganz sanft simmern — wenn Flüssigkeit fehlt, empfiehlt es sich z.B. etwas sauren Wein oder Cidre nachzugießen. Abkühlen und servieren.

Empfehlung
Mit Öl abgedeckt und kühl gelagert, läßt sich Chutney gut verwahren. Er vollendet herbe Wintergemüse.

Exotische Zutaten

Die japanischen Saucen sind leichte Marinaden. Sie können durch Tofu, Quark, Tahini ergänzt werden.

Japanische Sauce — kalt

---
4 EL Tamari · 1 EL Sherry · ½ TL Ingwer, gerieben

½ Tasse Sesamöl
---

① Tamari, Sherry und Ingwer mischen.
② Das Öl langsam einrühren.

Köstlich zu: Mungbohnensprossen, Linsensprossen, Luzernen-grün oder Chicorée.

Japanische Sauce — warm

---
3 TL weißer Miso · 1 TL Sake

2 TL japanischer Essig (Mirin) · 1 Eigelb

1 TL Reis-Essig
---

① In einer Kasserolle Miso, Sake, den japanischen Essig und das Eigelb glattrühren. Unter Rühren mit einem Holzlöffel schwach erhitzen, bis es zu einer dicken Paste wird, die am Löffel kleben bleibt.

② Die Mischung auf Raumtemperatur abkühlen lassen, dann den Reis-Essig hinzufügen.

Köstlich zu: Porree, Broccoli oder Kohl.

Gemüsebrühe

Zur Verlängerung von Saucen und Pürees oder als Grundlage für eine Misosuppe: Der Gemüsefond ist das basische Liquid, besonders im Winter.

1½ l Wasser · 2 Möhren, in Scheiben geschnitten
2 Zwiebeln, in Scheiben geschnitten
¼ Sellerie, in Würfel geschnitten
Knoblauchzehen · Tamari
1–2 Lorbeerblätter · 1 Stengel Thymian
5 Pfefferkörner

① Bis auf die Pfefferkörner alle Zutaten im Topf zum Kochen bringen. Die Flamme umgehend klein stellen.

② Nach 1 Stunde den Pfeffer zugeben und noch einmal 10 Minuten ziehen lassen.

Im Glas gut verschlossen, hält sich der Fond eine Woche im Kühlschrank.
Brühen können aus jedem Gemüse gekocht werden.

Variante:

Ich nehme die Würzen aus der Brühe und püriere die gekochten Gemüse zu einer leicht sämigen Suppe.

Fond: Dashi

Ein Fond aus Algen heißt in Japan »dashi« und ist zu vergleichen mit einem Gemüsefond.
Basis ist Kombu, das Seegemüse (aus dem Asienladen).

Dashi-Fond für die Misosuppe

2 l kaltes Wasser
1 Stück Kombu 8 × 8 cm, gut gewaschen

Nur einmal aufkochen, die Alge herausnehmen. Schon ist der Fond bereit und kann jetzt mit Gemüsen oder Tofu verändert werden.

Agar-Agar

Agar-Agar ist nicht so transparent wie Knochensülze.
Für eine Gemüsesülze, ca. 7 cm hoch, in einer kleinen Kuchenform, reichen:

1 l Flüssigkeit · 20 g Agar-Agar

① Das Pulver in einer Tasse mit wenig Flüssigkeit anrühren.

② 1 l Flüssigkeit zum Sieden bringen und von der Flamme nehmen. Das angerührte Pulver einrühren, kurz aufkochen.

③ Festigkeitsprobe: Auf einen kalten Untergrund lassen Sie einige Tropfen des aufgekochten Agar-Agar fallen. Wenn die erstarrte Flüssigkeit nach 2 Minuten beim Durchkreuzen mit dem Finger reißt, ist das Mischungsverhältnis korrekt. Ist die Flüssigkeit nicht fest genug, läßt sich erneut gelöstes Agar-Agar einrühren. Kurz aufkochen.

Variante:
Agar-Agar mit Tamari oder Wein würzen.

Gemüsesülze aus Agar-Agar

Diese Rezeptangabe ist Anregung — Ihre Fantasie sollte vielversprechend sein!
Eine Gemüsesülze besteht aus Schichten. Gestürzt und aufgeschnitten enthüllt sie ihr Geheimnis. Ein Mosaik, ein Bild, ein Relief.

6 Möhren, in Streifen geschnitten
¼ Blumenkohl, geraspelt
2 Stangen Broccoli, in Streifen geschnitten
1 Tasse Champignons, grob gehackt
2 Tassen Mungbohnensprossen · 2 Tassen Linsensprossen
4 Tassen Luzernengrün · 2 Handvoll frischer Spinat
ca. 20 g Agar-Agar (Zubereitung siehe Seite 83)
1 l Flüssigkeit
2 Handvoll Rettichgrün

① Legen Sie in einer Springform ein Muster aus, z.B. einen Stern, mit den Möhren beginnend.

② Die Zwischenräume mit Gemüse und Gemüsesprossen Ihrer Wahl füllen und mit Spinat abdecken. Die Gemüsezutaten müssen so geschichtet werden, daß die Sülze sie umfließen kann. Nun weiter schichten, bis eine Höhe von 7 cm erreicht ist.

③ Bereiten Sie Agar-Agar nach der Anleitung (siehe *Agar-Agar*) und übergießen Sie die Sülze.

④ Stellen Sie die Sülze kalt. Nach spätestens 1 Stunde wird sie, mit Rettichgrün umkränzt, aufgetragen.

Zutaten
für die Rohkost

Agar-Agar Weiße, pulverisierte Meeresalge, ein Gelier-mittel, siehe Seite 83.

Essig Gemüsesalate bedürfen der Säure. Je fester die Struktur, desto kräftiger kann der Geschmack des Essigs ausfallen. Selbstgemacht hat er die beste Qualität (siehe Seite 58).

Eier Freilandeier, und nicht mehr als ca. 3 Eier in der Woche.

getrocknete Früchte Rosinen, Aprikosen, Pflaumen, Datteln, Feigen (ungeschwefelt).

Gewürzsamen Fenchel, Dill, Kümmel, Anis (aus biologischem Anbau).

Hefeflocken (Salzersatz) haben Eiweiß, Fett und Kohlehydrate; sie sind lebendige Nahrung, reich an Vitamin B, Cholin, Mineralstoffen und Spurenelementen.

Honig Bitte sparsam verwenden!

Ingwer Scharfe Knollenwürze mit wärmender Wirkung; sparsam verwenden! Ingwer hat antibakterielle Stoffe. Er fördert Verdauung durch die Anregung der Sekretion.

Joghurt	Vorzugsweise selbstgemacht (siehe *Milchsäuregärung*), ist eine der wichtigen Zutaten im Salat. Mit der Wirkung der Milchsäuregärung liefert er für die Verdauung wichtige Enzyme, verbessert die Darmflora und ist Therapeutikum nach der Einnahme von Antibiotika.
Knoblauch	siehe *Gemüsealphabet,* Seite 141 ff.
Milchsäurevergorene Gemüse	Lebendige, enzymreiche Nahrung, diese traditionelle Kost ist wichtigste Zutat und sollte täglich therapeutisch gegessen werden (ca. 120—200 g pro Person). Siehe *Milchsäuregärung*.
Miso	Der flüssigen Sojasauce *Shoyu* nah verwandt ist Miso, eine reichhaltige braune Paste aus vergorenen Sojabohnen und Getreide. Als Suppengrundlage und Saucenwürze bietet Miso ein leicht assimilierbares Protein, dazu Vitamine, Spuren von B_{12}, Mineralien und Spurenelemente. Miso ist auch ein Heilmittel. Unerhitzt (zum Erhalt der Enzyme) regeneriert es die Darmflora, hilft bei Arthrosen und behebt Vitamin-B-Mangel. 1 TL am Tag genügt. Wissenschaftler haben in der traditionellen Würze den Stoff Zybocolin entdeckt, der radioaktive Stoffe abbaut.
Nori	Hauchdünn gewalzte Alge, siehe *Algen*.
Nüsse Cashewnüsse Haselnüsse Mandeln Pinienkerne Walnüsse	Auch hier gilt: nur beste Qualität. Ranzige Nüsse schmecken nicht nur schlecht, sie verzögern auch die Sekretion der Pankreasenzyme und zerstören Vitamine.

**Erd- und
Paranüsse**

sind nicht empfehlenswert. Sie können von krebsfördernden Aflatoxinen (Schimmel) befallen sein, oder sie sind (als Schutzmaßnahme) bestrahlt.

Öle

Ein hochwertiges, kaltgepreßtes Öl ist wichtigste Zutat. Das ist alte Weißheit und wissenschaftliche Erkenntnis.

Kaltgepreßte Öle haben ihren Preis. Ihre Pressung ist arbeitsaufwendig. Sie werden nicht chemisch verändert und kommen unraffiniert in den Handel.

Der Geschmack ist entsprechend ungewohnt, oft streng. Die natürlichen Fettbegleitstoffe wie Vitamin E, Schleim-, Farb- und Geruchsstoffe bleiben erhalten.

Diese Öle haben essentielle Fettsäuren, die vom Körper aufgenommen werden können. Gutes Öl sollte zum Schutz der Qualität kühl gelagert und schnell verbraucht werden. Olivenöl jedoch darf nicht zu kalt stehen. Das Jungfernöl wird nicht ranzig, bildet aber bei einer Unterkühlung ab 6 Grad weiße Flocken.

Olivenöl

wird aus handverlesenen Früchten des Olivenbaums gepreßt.

Für Olivenöl gibt es inzwischen international festgelegte Qualitätsklassen. Das Jungfernöl wird durch Pressen und Zentrifugieren gewonnen. Es stehen 3 Qualitätsstufen zur Verfügung: extra, fein und mittelfein. Olivenöl extra (extra vergine) ist das beste und teuerste. Mit seinem hohen Schleimstoffanteil ist es dickflüssig, seine schlierige, grüne Farbe ist voller Chlorophyll. Es verbessert die Verträglichkeit der Speisen.

Die anderen Öle sind Mischungen von nativem und raffiniertem Olivenöl. Am Anfang kann Olivenöl ein wenig abführend wirken. CARPER schreibt über die herzschützenden chemischen Stoffe im Olivenöl: 1 EL Olivenöl hebt zum Beispiel die cholesterinsteigernde Wirkung von 2 Eiern auf.

Im Mittelmeerraum gilt Olivenöl als erprobtes Heilmittel. Es verzögert das Altern.

Sonnen-blumenöl

Kaltgepreßtes Sonnenblumenöl von ausgesuchten Kernen ist preiswerter und hat einen hohen Anteil an ungesättigten Fettsäuren und Vitamin E. Das leichte Öl kann mit Olivenöl gemischt werden.

Sesamöl

Ein intensiv schmeckendes Nußöl, zur Verdünnung geeignet.

Walnuß-, Lein- und Trauben-kernöl

Delikate Zutaten mit unverwechselbarem Nuß- und Kerngeschmack. Über die ernährungsphysiologische Bedeutung hinaus schenken uns diese Öle eine Geschmacksvielfalt.

Ölsamen

Sesam, Kürbis- und Sonnenblumenkerne.

Quinoa

Eine sehr nährstoffreiche, eiweißhaltige Getreideart, früher Nahrungsmittel der Inkas; wird heute vor allem in den Anden angebaut.

Salz

wird in der Rohkost teilweise ersetzt durch Kräuter und Hefeflocken. Salz ist an verschiedenen Krankheiten beteiligt, es stört den Natrium-Kalium-Haushalt, erhöht den Blutdruck und ist ein Enzymräuber. Überraschend, wie vielfältig Salz zu ersetzen ist.

Auch als Meersalz so wenig wie möglich verwenden.

Sambal	Küchenfertige indonesische Würzpaste, scharf als *Sambal Oelek,* süßlich als *Sambal Manis.*
Shoyu	ist der Name für eine natürlich vergorene Sojasauce, die garantiert 2 Jahre in Holzfässern bei normaler Umgebungstemperatur gereift ist.
Tahini	Sesampaste aus dem Reformhaus.
Tamari	Siehe *Shoyu.*
Tofu	Ein natürlich hergestelltes quarkähnliches Nahrungsmittel aus gelben Sojabohnen. In Japan ist Tofu ein traditioneller Fleischersatz und hat kulinarische Tradition. Als Basis für Pürees oder auch am Stück ist der etwas fad schmeckende Tofu eine Grundlage für süß und pikant Gewürztes.
Weinessig	Aceto balsamico: eine Entdeckung! Nach überlieferten Rezepten aus Weinen und Mosten vergoren, gewinnt er Aroma durch Lagerung in Fässern aus wertvollen Hölzern.

Gemüse und Gemüsesprossen von A bis Z

Avocado

auch genannt:
Acuacatos, Avocato, Juristenbirne, poire d'avocat, lawyer's pear, Palta, Alligatorbirne

Persea americana
Lorbeergewächs
Lauraceae

Geschichte

Der Name *»Avocado«* leitet sich ab aus dem aztekischen »ahuacatl« — »grüne Hoden«. Die spanischen Eroberer verpönten diesen Namen. Durch phonetische Assoziation wurde aus »ahuacatl« »abogado« (Jurist). Es folgten getreuliche Übersetzungen: im Deutschen als »Juristenbirne«, im Französischen als »poire d'avocat« und im Angelsächsischen als »lawyer's pear«.

In der Inkastadt *Chan-Chan* entdeckten Archäologen in einer perforierten Keramikschale *Avocados.* Sie waren zu übermächtigen Steinen geworden, festumspannt mit grober Haut. Das Fruchtfleisch war ausgetrocknet. Sie wurden datiert auf 900 v. Chr.

In seinen berühmten Reiseberichten an Karl V. beschreibt Hernando Cortez die *Avocado:* »Zerschmelzend weich ist die Frucht, fest ihre Schale, köstlich der Geschmack, vorzugsweise mit einem silbernen Löffel zu genießen und frisch mit scharfer Würze.« Cortez, der Gebildete, wußte, was schmeckt. Auch wir lieben unsere Guacamole.

Die *Avocado* wanderte in den letzten hundert Jahren aus ihrem Heimatland weiter nach Hawaii, Australien, Afrika und Europa. Heute wird sie in Israel, Spanien und Nordamerika sozusagen industriell angebaut.

Botanik

Welch ungewöhnliche Frucht! Sie wächst an einem strauchartigen Baum, der bis zu 20 Meter in die Höhe schießt. Faustgroß sind die birnenförmigen Früchte mit ihrer glatten oder genarbten Lederhaut. Innen sind sie sahneweich. Die dicke oder dünne Schale schillert in grünem, braunrotem oder schwarzem Ton.
Das gelbgrüne Fleisch ist fett und von buttriger Konsistenz.
Das immergrüne Lorbeergewächs wird in den Tropen »Butter des Waldes« genannt. Die bekannteste Avocadosorte ist die silberne *Fuerte* mit glänzend grüner Rinde und goldenen Flecken. Die Haut der rauhschaligen Sommeravocado ist wesentlich dunkler. Sie heißt »Hass«. Der nußartige Geschmack entfaltet sich erst bei voller Reife.

Inhaltsstoffe

27% Öl, leicht verdauliche Pflanzenfette, Eiweiß

Vitamine: B-Vitamine und E
Mineralien: Kalium, Calcium, Eisen
                und Enzyme

Der hohe Nährwert rührt aus dem Fruchtfleisch, das zwischen 10% und 30% Öle aus ungesättigten Fettsäuren enthält. Die leichtverdauliche Frucht baut Cholesterin ab. Eine Avocadohälfte enthält im Durchschnitt 136 kcal.

Anmerkungen zum Kern der Sache!

Schwer ist der Samen der *Avocado* und groß der Baum, der aus ihm erwächst. Den Botanikern unter Ihnen dürfte es Freude bereiten, den Anfang des Wachsens zu Hause in die eigene Hand zu nehmen. Was ist zu tun?

Der gewaschene Avocadokern wird einige Tage getrocknet. Er liegt auf dem Tisch, und ringsum werden vorsichtig 5 bis 6 Zahnstocher eingefügt. Die sollen den Kern über einem Wasserglas, randvoll gefüllt, festhalten. Der Kern muß halb im Wasser liegen. Die Wurzeln schlagen nach unten aus. Der Sproß wächst nach oben. Es hat geklappt, ein Blumentopf muß her!

Oder, frei nach einem Ausspruch MARTIN LUTHERS: »Und wenn die Welt morgen unterginge, würde ich heute noch ein Avocadobäumchen pflanzen!«

Erntezeit: ganzjährig

Einkauf und Lagerung

Je nach Jahreszeit gibt es verschiedene Avocadosorten, die sich weniger im Geschmack als in der Härte und Strukturierung der grünen Haut unterscheiden.

Ich kaufe die Frucht vor der vollen Reifung, wenn sie noch fest ist und sich nicht eindrücken läßt. Eine Nachreifung erfolgt schnell in einer fest verschlossenen Papiertüte. Im Kühlschrank kann die Avocado einige Tage gelagert werden.

Mit schon reifen Früchten, oft auch im Sonderangebot, habe ich schlechte Erfahrungen gemacht. Das Fruchtfleisch war ranzig, und in kleinen Vertiefungen der Schale, nahezu unsichtbar, hatte sich Schimmel gebildet.

In der reifen Frucht trennen sich Kern und Fleisch. Man spürt es, wenn man die Avocado schüttelt.

Bei industriellem Anbau werden die Früchte unreif geerntet, damit sie gekühlt weite Reisen überstehen. Das kann zu Gefrierbrand führen, der sich in braunen Flecken auf der Schale zeigt.

Vorbereitung

Eine Avocado sollte der Länge nach mit einem scharfen, rostfreien Messer halbiert werden. Den großen Kern kann man leicht mit einem Löffel ausheben.
Damit die Schnittflächen nicht oxidieren und braun werden, beträufle ich sie mit Zitronensaft.
Die Mexikaner setzen hierzu den Kern bis zum Verzehr wieder ein.

Kräuter:

z.B.:   *Bockshornkleegrün, Dill, Kresse, Luzernengrün, Schnittlauch*

Zubereitung

Einfach köstlich:
Das Fruchtfleisch nur mit einem Hauch Hefe, Zitronensaft und eventuell frischem Pfeffer essen.

Variation:

4 Tomaten, püriert · ¼ TL Sambal
1 Prise Hefeflocken

Die vermischten Zutaten werden über die Avocadohälften gegossen.

Avocado-Salat –
ein Hauptgericht

2 Avocados, geschält, entkernt und geviertelt
2 große Tomaten, gehäutet und in Scheiben geschnitten
½ Blumenkohl, fein geraspelt
1 Tasse Frühlingszwiebeln, in Scheiben geschnitten
1 Tasse Radieschenscheiben · 1 Tasse Linsensprossen
2 Tassen Luzernengrün
Sauce Vinaigrette (siehe Seite 68)
200 g Milchsäurevergorenes Ihrer Wahl
Hefeflocken

① Die Zutaten werden auf dem Luzernengrün verteilt.

② Bei Tisch bedient sich jeder selbst von Vinaigrette, Milchsäurevergorenem und Hefeflocken.

Avocado gefüllt mit Zucchini

4 Avocados, halbiert und entkernt
einige Salatblätter · 2 Tassen Luzernengrün
2 Zucchini, geraspelt · 1 kleiner Rettich, geraspelt
Sauce Vinaigrette (siehe Seite 68)
Algen Ihrer Wahl, z. B. Nori, in feine Streifen geschnitten
½ Tasse Sonnenblumengrün
200 g Milchsäurevergorenes Ihrer Wahl · Hefeflocken

① Die Avocadohälften, auf die Salatblätter und das Luzernegrün gelegt, werden mit den geraspelten Zucchini und Rettich gefüllt.

② Bei Tisch bedient sich jeder selbst von Vinaigrette, Nori, Sonnenblumengrün, Milchsäurevergorenem und Hefeflocken.

Variante:
Anstelle der Nori-Blätter: Kichererbsensprossen

Guacamole, scharfe Sauce

In der Vielfalt der Zubereitung der Guacamole spiegelt sich Landschaft und Temperament der Mexikaner wider.
Hier ist ein klassisches Rezept:
Die scharfe Avocadocreme mit warmen Tortillas ist eine begehrte Vorspeise.

2 mittelgroße Avocados, halbiert und entkernt
1 kleine Zwiebel, in feine Kuben geschnitten
2 frische grüne Pfefferschoten, entkernt und im Mörser püriert
4 frische Korianderstengel, die Blätter gehackt
2 EL Zitronensaft · wenig Meersalz
250 g reife Tomaten, abgezogen, entkernt und gehackt

Die Zutaten werden nacheinander mit der Avocado im Mörser mit einem Stößel zu einer gleichmäßigen Paste gerührt.

Die Avocadocreme kann mit Gemüsesaft auch als Suppe verdünnt werden.
Der Fantasie sind keine Grenzen gesetzt. Geben Sie der Guacamole Ihre persönliche Note!

Avocado-Spinat-Creme

2 *Avocados* · 1 *kleine Zwiebel, gerieben* · *Saft von 1 Zitrone*
frisch gemahlener schwarzer Pfeffer · *Hefeflocken*
1 *kg frischer junger Spinat, gewaschen, geputzt und grob geschnitten*
1½ *Tassen Gemüsebrühe (siehe Seite 82)*
2 *EL Sesamöl*

① Avocados der Länge nach halbieren, schälen, den Kern entfernen, mit einem Löffel das Fleisch herausheben und mit den Zutaten im Mörser pürieren.

② Gemüsebrühe und Spinat, eventuell mit etwas Tafelwasser, im Mixer fein pürieren und anschließend mit der Avocadopaste aufrühren.

Ich esse diese cremige Tunke besonders gern mit Luzernengrün, auf einem großen Salatblatt dekoriert; der Genuß ist unschlagbar.

Variante:
Anstelle des Luzernengrüns: Linsensprossen, Bockshornkleesprossen oder Weizensprossen.

Avocado-Gazpacho

4 Tassen Gemüsebrühe (siehe Seite 82)
3 große, überreife Tomaten, gehäutet und püriert
1 Salatgurke, geschält, halbiert, entkernt und in feine Streifen geschnitten
4 Knoblauchzehen, in sehr feine Scheiben geschnitten
2 Schalotten, in feine Kuben geteilt
2 grüne Paprikaschoten, entkernt, der Länge nach in Streifen geschnitten und dann halbiert
1 Kopfsalat, in sehr feine Streifen geschnitten
2 EL Zitronensaft · 1 EL Wodka
1 EL Dill, frisch geschnitten · Hefeflocken
weißer Pfeffer, frisch gemahlen
2 Avocados

① Gemüsebrühe und Tomaten vermischen und kalt stellen.

② Gurke, Knoblauchzehen und die folgenden Zutaten werden in einer großen Schüssel vermischt und gewürzt.

③ Die Avocados der Länge nach halbieren, schälen und den Kern entfernen. Das Avocadofleisch mit einem scharfen Messer in kleine Kuben schneiden und mit Zitronensaft beträufeln.

④ 4 Teller vorbereiten und die Suppe auffüllen. Die Zutaten werden getrennt serviert. Jeder nimmt sich selbst davon.

Blumenkohl

auch genannt:
Karfiol, Käsekohl, Blütenkohl, Traubenkohl

Brassica oleracea convar. botrytis var. botrytis
Kreuzblütengewächs
Cruciferae

Geschichte

Mit der Übersetzung aus dem Italienischen »Cavolfiore« (Cavolo — Kohl; Fiore — Blume) fand der deutsche Blumenkohl seinen Namen.

Seine Züchtung hat Tradition, und die Verbreitung ist groß. Der Blumenkohl weicht ab von den anderen Kohlarten, die allein aus ihren Blättern Köpfe bilden. Er unterscheidet sich von ihnen auch in der geographischen Herkunft. Der Blumenkohl kam ursprünglich aus Kleinasien. Das schlossen Ethnologen aus den Namen Karnazit und Conopida.

Er wurde von den Römern geschätzt und als Digestiv zu schwerverdaulichen Speisen gereicht. PLINIUS (61—114 n.Chr.) verordnete ihn gegen die Pest.

Die Genueser holten die Pflanze von Zypern, Kreta und Ägypten nach Italien.

Obwohl erst seit dem 16. Jahrhundert in Italien kultiviert, gab es bereits vorher Abbildungen in der »Histoire des plantes« von R. DODONAEUS. Blumenkohl war auch schon in Frankreich und Flandern bekannt.

Botanik

Der Blumenkohl hat, botanisch betrachtet, eine ungewöhnliche Gestalt. Wächst er doch innerhalb einer Rosette aus einer Stauchung und Umformung der Hauptachse des Blütenstandes zu einem Blumenkopfkohl oder — wie liebevoller gesagt wird — zu einer »Rose« oder »Traube«.

Zur Entwicklung seines leicht bekömmlichen Fleisches mit feiner Struktur benötigt der Kohl gute Nährstoffe aus Boden und Wasser. Neue Züchtungen kreieren den Kohl in verschiedenen Farben, aber auch Blütenköpfe, die mit Blättern schützend umwachsen sind.

Früher war es aufwendige Handarbeit der Bauern, die Blütenköpfe zu schützen. Damit das zarte Weiß des Kohls im Schatten blieb, wurde er mit abgetrennten Blättern zugedeckt.

Italien erntet im Frühjahr, Holland, Belgien und Deutschland im Frühsommer. Auch neue Züchtungen lieben keine Hitze.

Inhaltsstoffe

Vitamine:	Provitamin A, B_1, in hoher Dosis C
Mineralien:	Calcium, Schwefel, Zink, Eisen, Magnesium, Natrium, Phosphor, Fluor, Jod
	und Enzyme

Möglicher therapeutischer Nutzen

JEAN CARPER schreibt, daß das *National Cancer Institute* Millionen Dollar ausgibt, um die Gruppe der Kreuzblütler (wie u.a. Kohl, Broccoli, Blumenkohl, Kohlrabi, Kresse, Rettich und Meerrettich, Rosenkohl, Senf, Steckrübe) auf ihre krebshindernde Wirkung zu prüfen.

Es wird angenommen, daß die Gemüse mit verschiedenen sekundären Stoffen organspezifische Wirkung haben. Der Blumenkohl z.B. bietet eine Prophylaxe und mögliche Heilung bei Dickdarm- und Darmkrebs.

Kohl kräftigt das Entgiftungssystem und stimuliert das Immunsystem.

Das Natrium im Blumenkohl wirkt säureausscheidend und hilft bei Arthritis.

In kleinen Dosierungen vor dem Essen getrunken, beruhigt Blumenkohlsaft den Magen.

BLUMENKOHL ZU TISCH

Als ich das erste Mal Blumenkohl als Salat aß, erkannte ich ihn nicht. Nußartig — sahnig — dennoch knackig!
MARK TWAIN sagt: »Blumenkohl ist im College erzogen!« Welch ein Glück für die Rohkost!

Erntezeit: je nach Anbaugebiet
Frühjahr oder Frühsommer

Lagerung

Feste Blumenkohlköpfe können einige Tage im Gemüsefach des Kühlschranks gelagert werden.

Vorbereitung

Im dichtgewachsenen Blumenkohl nisten gern Insekten und Käfer. Wer das Gemüse eine halbe Stunde in Salzwasser legt, ist die Plagegeister los.
Die handgroß geteilten Stücke können leicht gerieben werden.

Kräuter:

z.B.: *Zitronenmelisse, Minze, Dill, Petersilie, Estragon, Kerbel*

Reste vergären: siehe *Milchsäuregärung*

Blumenkohlsalat mit Joghurt-Sahne-Sauce

1 kleiner Blumenkohl, fein geraspelt, auch der Strunk
2 Stangen Chicorée, längs in Stifte geschnitten
250 g frische Champignons, in Scheiben geschnitten
1 rote Paprika, gewürfelt
2 Möhren, in Scheiben geschnitten
2 Tassen Sonnenblumengrün · 2 Tassen Luzernengrün
SAUCE:
Joghurt-Sahne-Sauce mit Zitrone (siehe Seite 69), gewürzt mit Kresse
½ Tasse Nußmischungen Ihrer Wahl
100 g Milchsäurevergorenes Ihrer Wahl
Hefeflocken

① Sonnenblumen- und Luzernengrün werden in eine Schale gelegt, die Zutaten getrennt darauf verteilt.

② Die Joghurt-Sahne-Sauce mit Zitrone wird mit der Kresse gewürzt.

③ Bei Tisch bedient sich jeder selbst von Sauce, Nüssen, Milchsäurevergorenem und Hefeflocken.

Variante:

Die Joghurt-Sahne-Sauce mit Zitrone kann wahlweise auch mit 3 EL eingeweichten Sultaninen und einer Spur Ingwer oder mit 2 gepreßten Knoblauchzehen gewürzt werden.

Blumenkohlsalat mit Olivencreme

1 kleiner Blumenkohl, in Röschen geteilt, der Strunk gestiftelt
4 Stangensellerie, in handbreite Stücke geschnitten
3 Möhren, der Länge nach geviertelt
4 Frühlingszwiebeln, halbiert · 2 Tassen Weizensprossen
2 Tassen Luzernengrün
Creme:
15 entkernte Oliven · 1 Sardellenfilet, gewässert
2 EL Kapern · 1 EL Zitrone · 1 TL Dijonsenf
frisch gemahlener Pfeffer
¾ Tasse Olivenöl extra vergine · 2 EL Cognac
½ Tasse Pininenkerne
200 g Milchsäurevergorenes Ihrer Wahl
Hefeflocken

① Die Salatzutaten werden auf dem Luzernengrün angerichtet.

② Für die Creme alle Zutaten, mit dem Olivenöl beginnend, im Mixer pürieren.

Diese Creme hat eine feste Konsistenz und kann — nach Wahl — mit etwas Tafelwasser verlängert werden.

③ Bei Tisch bedient sich jeder selbst von Olivencreme, Pinienkernen, Milchsäurevergorenem und Hefe.

Ein pikanter Dip für besondere Anlässe!

Blumenkohlsalat — orientalisch

1 kleiner Blumenkohl, geraspelt
4 kleine Möhren, in Stifte geschnitten
2 Fenchel, in Stifte geschnitten · 3 Tassen Roggensprossen
2 Tassen Mungbohnensprossen
2 Tassen Kresse
Kokospaste (siehe Seite 72), verfeinert mit 1 TL Honig
100 g Milchsäurevergorenes Ihrer Wahl
Hefeflocken · roter Pfeffer

① Die Salatzutaten getrennt auf der Kresse anrichten.

② Der Honig wird mit der Paste verrührt.

④ Bei Tisch bedient sich jeder selbst von Kokospaste, Milchsäurevergorenem, Hefeflocken und rotem Pfeffer.

Blumenkohl im Grünen

1 Blumenkohl, sehr grob geraspelt · 2 Möhren, gestiftelt
2 grüne Paprika, in feine Streifen geschnitten
1 Tasse Roggensprossen
2 Tassen Luzernengrün · 1 Freilandsalat
Sauce:
Guacamole (siehe Seite 95)
½ Tasse Mandeln, gestiftelt
200 g Milchsäurevergorenes Ihrer Wahl
Hefeflocken

① Den geputzten Salat und das Luzernengrün in eine Schale und die Salatzutaten darauf legen.

② Bei Tisch bedient sich jeder selbst von Guacamole, Nüssen, Milchsäurevergorenem und Hefeflocken.

An Sommertagen erfrischend, sättigend und gut für die Durchblutung!

Blumenkohlsalat
mit frischen Feigen

Obwohl ich im allgemeinen empfehle, Obst allein — am besten auf nüchternen Magen — zu essen, hier eine delikate Ausnahme:

---

1 kleiner Blumenkohl, grob geraspelt,
den Strunk in Stifte geschnitten

---

8 frische Feigen · 2 Möhren, gestiftelt

---

1 Sommersalat · 1 Tasse Kresse · 2 Tassen Luzernengrün

Sauce Vinaigrette (siehe Seite 68), gewürzt mit
frischen Kräutern, grob gehackt

½ Tasse Cashewnüsse · Hefeflocken

---

① Auf Salat, Luzernengrün und Kresse werden die Salatzutaten verteilt.

② Die Vinaigrette mit den Kräutern vermischen.

③ Bei Tisch bedient sich jeder selbst von Vinaigrette, Nüssen und Hefeflocken.

Variante:

Anstelle der Feigen: eingeweichte Pflaumen.

Broccoli

auch genannt:
Spargelkohl, Bröckelkohl, grüner Spargelkohl,
Sproßkohl, Brokkerln

Brassica oleracea conv. botrytis
Kreuzblütler
Cruciferae

Geschichte

Die Bezeichnung »Broccoli« ist abgewandelt von »Bracchium«
und heißt »starker Arm«. Römische Bauern schwärmten von »Jupiters fünf grünen Fingern«.
Broccoli zählt zur Kohl-Familie. Er ist der derbe Bruder der zarten Blume »Kohl«.
Broccoli ist ein Vermächtnis der Römer. CÄSAR liebte das stelzige
Gemüse. Er ließ es zu seinen Gastmählern in verschiedenen Gängen auftischen. Und da er ihn nur in einer einzigen Zubereitungsart mochte, duldete er nicht die geringste Abweichung.
APICIUS berichtet, wie die römischen Chefköche Broccoli kleinschnitten, mit einem Gemisch aus Kümmel, Koriander, gehackten Zwiebeln, Olivenöl und sonnigem Wein zu einer Paste verrührten.
Der römische Dichter CATO (234—149 v. Chr.) empfiehlt den Stengelkohl zur inneren Reinigung — als Purgans. Er ist voll des Lobes über die Heilwirkung. Broccoli, roh gegessen, galt als probates Mittel gegen Alkoholrausch: »Vorher und nachher und mit viel Essig — dann magst du soviel trinken, wieviel du Lust hast.«
Broccoli cymae erzielte in Rom stattliche Preise. Cato weiß ihn in seinen Beschreibungen sehr wohl vom ordinären Kopfkohl zu unterscheiden, den er als Armeleutekost abtut.
DRUSUS, der älteste Sohn des TIBERIUS, soll einer Broccolisucht verfallen gewesen sein. Einen Monat und noch länger aß er nichts anderes als Broccoli.
Heute wie früher — übertriebene Einseitigkeit ist ungesund.

Der seit dem klassischen Altertum bekannte Broccoli hat seine Heimat in Kleinasien.

In den 70er Jahren unseres Jahrhunderts entdeckten die »Germanen« mit dem Süden auch den Broccoli.

Botanik

Die Blütenknospen des blauschimmernden Broccoli sitzen auf stelzigen Stielen und bilden mit Blättern einen losen Kopf. Dieser ist umringt von zahlreichen Seitentrieben, die nach der Ernte von Stamm und Kopf nachschießen. Dieser Nachwuchs ist besonders zart und heißt in der Schweiz Broccoletti. Sein Geschmack erinnert an Spinat und Spargel.

Inhaltsstoffe

Broccoli ist chlorophyllhaltig.

Vitamine: Provitamin A (dreißigmal soviel wie im Blumenkohl), B_1, B_2, viel Vitamin C

Mineralien: Magnesium, Calcium, Kalium, Phosphor, Eisen, Schwefel

und Enzyme

Möglicher therapeutischer Nutzen

Broccoli schützt vor Erkältungen und stärkt das Herz.

Wie JEAN CARPER durch verschiedene Studien belegt, schützen 80 bis 100 g dieses Gemüses zusätzlich pro Tag vor allem vor Dickdarm- und Lungenkrebs.

Vom blaugrün schimmernden Gemüse ißt man Blätter, Stengel und Frucht. Die Blütenfrucht wächst nach der Ernte in unverminderter Qualität nach.

Das fett- und kohlehydratarme Gemüse entschlackt und macht schlank.

Erntezeit: August bis September

Einkauf und Lagerung

Ich kaufe Broccoli nur lose, prüfe Blatt und Strunk. Frischer Broccoli ist blaugraugrün, bißfest, aber nie holzig.

Kosten Sie mal Broccoli aus biologischem Anbau. Sein Geschmack ist unvergleichlich.

Vorbereitung

Unter fließendem Wasser wird er gewaschen.
Bei Ungeziefer: eine halbe Stunde Salzwasser.

Kräuter:

z.B.: *Petersilie, Kerbel, Schnittlauch, Frühlingszwiebel*

Reste vergären: siehe *Milchsäuregärung*

Broccoli kann während einer Ernährungsumstellung im Dampf »al dente« gekocht werden. Später wird er roh, fein geraspelt oder geschnitten zu einem eigenständigen Salat, wie die meisten Gemüse. Wirklich frischer Broccoli läßt sich wunderbar raspeln und reiben. Der gehobelte Strunk schmeckt sehr speziell.

Broccolisalat mit Pilzen

4 handgroße Broccoli, geraspelt
250 g Champignons, in feine Scheiben geschnitten
2 Zwiebeln, in Kuben geschnitten · 2 Tassen Roggensprossen
1 Tasse Mungbohnensprossen
2 Tassen Luzernengrün · 1 Tasse Kresse
Sauce Vinaigrette (siehe Seite 68)
½ Tasse Mandelsplitter
200 g Milchsäurevergorenes Ihrer Wahl
Hefeflocken · einige Streifen Nori

① Die Salatzutaten werden auf dem Luzernengrün und der Kresse angerichtet.

② Bei Tisch bedient sich jeder selbst von Vinaigrette, Mandelsplittern, Milchsäurevergorenem, Hefeflocken und Nori.

Variante:

Anstelle der Mandeln: Sonnenblumensprossen.
Anstelle der Kresse: Rettichgrün.

Mit geriebenem Parmesan ein Festessen!

Broccoli-Sommersalat

4 Broccolistrünke, bis auf die Blätter fein gerieben
3 kleine, reife Tomaten, gehäutet und in Scheiben geschnitten
4 kleine Möhren, in dünne, runde Scheiben geschnitten
3 Stangensellerie, in feine Streifen geschnitten
1 Tasse Linsensprossen
1 Tasse Buchweizengrün
Joghurt-Sahne-Sauce mit Zitrone (siehe Seite 69)
½ Tasse Cashewnüsse
200 g Milchsäurevergorenes Ihrer Wahl
Hefeflocken

① Broccoliblätter rollen, in feine Streifen schneiden, mit den Zutaten vermischen und auf dem Buchweizengrün verteilen.

② Bei Tisch bedient sich jeder selbst von Joghurt-Sahne-Sauce mit Zitrone, Cashewnüssen, Milchsäurevergorenem und Hefeflocken.

Spielarten

Anstelle der Möhren: eine Frühlingszwiebel, fein geschnitten und, wenn möglich, eine Tasse Kürbis, gerieben.

Anstelle der Joghurt-Sahne-Sauce mit Zitrone: eine Vinaigrette, mit Ingwer und Kresse gewürzt.

Wer auf dem Markt einen besonders zarten, feinen Broccoli entdeckt, wird ihn am Stück — mit Stumpf und Stiel — mit einer Kichererbsenpaste sehr genießen.

Kichererbsenpaste

3 Tassen Tafelwasser oder das Kochwasser
3 Tassen gekochte Kichererbsen
1 Tasse Sonnenblumensprossen
3 Zehen Knoblauch, gepreßt
4 EL Tahini/Sesampaste
schwarzer Pfeffer, frisch aus der Mühle
Saft von 1 Zitrone

Die Zutaten werden, mit dem Flüssigen beginnend, püriert und dann, zum Durchziehen, einige Stunden in den Kühlschrank gestellt.

Kichererbsenpaste läßt sich auf Vorrat herstellen. Sie bleibt im Kühlschrank haltbar, wenn die oberste Schicht luftdicht mit Öl abgedeckt ist.
Kichererbsenpaste ist ein idealer Brotaufstrich und eine sättigende und wertvolle Ergänzung zu Gemüsesalaten.

Kalte Broccolisuppe

4 Tassen Gemüsebrühe (siehe Seite 82)
3 handgroße Broccoli, geputzt, kleingeschnitten
3 geraspelte Zucchini · 3 EL Olivenöl
schwarzer, frisch gemahlener Pfeffer
Hefeflocken
2 Tassen Gerstensprossen

① Broccolistücke und Zucchini in der Gemüsebrühe im Mixer pürieren. Die Broccoliblätter zur Seite legen.

② Die Blätter werden gerollt, in feinste Streifen geschnitten, mit den Gerstensprossen vermischt und bei Tisch in die kalt servierte Suppe gestreut.

Eine Spielart
Anstelle des Pfeffers: gehackte Petersilie.

Chicorée   auch genannt:
Salatzichorie, Bleichzichorie, Treibzichorie,
Brüsselersalat, Brüsseler

Cichorium intybus var. foliosum
Korbblütengewächse
Compositae

Geschichte

Da der Chicorée, wie auch die Endivie, zur Familie der Zichorie gehört, gab es schon einige Verwirrung. In Frankreich zum Beispiel heißen die Endivien »Chicorée«. Das französische Wort leitet sich aus dem griechischen Kichora, kichorion, ab.

Die heilige HILDEGARD VON BINGEN (1098–1179) schreibt über die Heilkraft der Zichorie. Sie nennt sie »sunnewirbel«. Die Wegwarte begleitet die Sonne in ihrem Zyklus.

Nicht nur die Benediktinerin, auch Pfarrer KNEIPP (1821–1897) wußte von der Zichorie mit ihren zarten blauen Blüten und empfahl sie bei Leber-, Milz- und Magenerkrankungen.

Heute weltweit angebaut, verdankt der Chicorée seine Entdeckung Monsieur BEZIER. Der belgische Gärtner wollte nach einer reichen Ernte Zichorien im Gewächshaus lagern. Und siehe da: Nach kurzer Zeit schlugen die Wurzeln aus und bescherten kräftige Knospen. Aus Lichtmangel blieb die Chlorophyllbildung aus. Der Chicorée war geboren.

Bleich, zart, doch würzig bitter, ist Chicorée besonders in seinem Heimatland Belgien beliebt. Die Belgier nennen ihn auch »Brüsseler Willoff« oder einfach »Brüsseler«.

Botanik

Chicorée ist, wie gesagt, ein naher Verwandter der Endivie und der Kaffeezichorie. Die zweijährige kegelförmige Zichorie ermöglicht als Nährgewebe das Austreiben des Chicorées.

Der Anbau erfolgte früher auf feuchtem Sand, abgedeckt mit einer etwa 25 cm dicken, lockeren Erdschicht.

Heute wächst Chicorée hauptsächlich im Container — in Hydrozucht. Qualität und Geschmack bleiben dabei auf der Strecke.

Inhaltsstoffe

arm an Kalorien
enthält Kohlehydrate, Inulin, Bitterstoffe

Vitamine:	Provitamin A, B_1, B_2, sehr viel C
Mineralien:	reich an Kalium, Phosphor und Enzyme

Möglicher therapeutischer Nutzen

Chicorée ist harntreibend und bindet durch seinen Basenüberschuß Säure. Er wird darum besonders Rheumatikern und Diabetikern empfohlen.
Die Bitterstoffe regen Speichelfluß und das Magensekret an. Das macht Appetit.

CHICORÉE ZU TISCH

Chicorée und Wurzelzichorie sind Kultivierungen der wildwachsenden Wegwarte. Seit dem 18. Jahrhundert ist die Wurzelzichorie berühmt als *der* Kaffee-Ersatz, mocca faux — »Muckefuck«.

Erntezeit: Die Wurzeln werden im Oktober geerntet, die Chicorée-Sprossen zwischen November und März getrieben.

Lagerung

Zur Erhaltung des Geschmacks soll man ihn unbedingt im Dunkeln lagern.

Vorbereitung

Chicorée putzen, aber NIE den Bitterstoff Taraxin fortschneiden. Er hat die Heilwirkung.

Kräuter:

z.B.: *Dill, Fenchelsamen, Kresse, Bockshornklee*

Chicorée mit Hommos di Tahini

6 Chicorée, in Scheiben schneiden
4 Radicchio, fein gestückelt · 2 Topinambur, geraspelt
2 Tassen Quinoasprossen · 1 Tasse Linsensprossen
1 Tasse Weizensprossen
2 Tassen Rettichgrün
Hommos di Tahini (siehe Seite 75)
Saft von ½ Zitrone
¼ Tasse Walnüsse · 200 g Milchsäurevergorenes Ihrer Wahl
Hefeflocken

① Die Salatzutaten getrennt auf dem Rettichgrün anrichten.

② »Hommos di Tahini« mit dem Zitronensaft ergänzen.

③ Bei Tisch bedient sich jeder selbst von Hommos di Tahini, Walnüssen, Milchsäurevergorenem und Hefeflocken.

Chicorée — scharf

4 Chicorée, in Schiffchen geteilt
4 kleine Möhren, geraspelt
3 Stangensellerie, in Scheiben geschnitten
3 Tassen Mungbohnensprossen
3 Tassen Sonnenblumengrün
SAUCE:
4 EL Olivenöl · Saft von 1 Zitrone
3 Knoblauchzehen, gepreßt · 1 Bund Petersilie, gehackt
2 Chilischoten, fein gehackt · 1 TL Paprika, edelsüß
1 TL Kreuzkümmel, gemahlen
½ Tasse Sonnenblumenkerne
200 g Milchsäurevergorenes Ihrer Wahl
Hefeflocken

① Die Salatzutaten werden getrennt auf dem Sonnenblumengrün verteilt.

② Die Saucenzutaten vermischen.

③ Bei Tisch bedient sich jeder selbst von scharfer Sauce, Sonnenblumenkernen, Milchsäurevergorenem und Hefeflocken.

Variante:
Zusätzlich Joghurt.

Chicoréesalat mit Champignons und Gurken

6 Chicoréestangen, in sehr feine Streifen geschnitten
250 g Champignons, in dünne Scheiben geschnitten
2 Möhren, geraspelt
1 Salatgurke, in dünne Scheiben geschnitten
1 Tasse Mungbohnensprossen
2 Tassen Buchweizengrün
Sauce Vinaigrette (siehe Seite 68)
1 Bund Petersilie, fein gehackt
3 kleine Schalotten, fein gehackt · ½ Tasse Cashewnüsse
200 g Milchsäurevergorenes Ihrer Wahl
Hefeflocken

① Die Salatzutaten werden auf dem Buchweizengrün angerichtet.

② Bei Tisch bedient sich jeder selbst von Sauce Vinaigrette, Petersilie, Schalotten, Nüssen, Milchsäurevergorenem und Hefeflocken.

Chinakohl

auch genannt:
Chinesischer Kohl, Pekingkohl, Schantungkohl, Pe-tsai, Japankohl, Blätterkohl, Kochsalat

Brassica pekinensis
Kreuzblütlergewächs
Cruciferae

Geschichte

Der Name verrät den Fremdling. Aus dem Reich der Mitte kommend, heißt er Ta–paj–chai. Seit dem dritten Jahrhundert angebaut, beliebt wie Rettich, ist er in China eines der Hauptgemüse, wie bei uns etwa Weißkohl oder die Kartoffel. Auch in Korea, Taiwan und Japan ist er das begehrteste Wintergemüse.
Da er kein deutscher Kohl ist, schmeckt er auch den Franzosen. Im 19. Jahrhundert hielt er Einzug als »Pe-tsai« in die Haute Cuisine.
In den siebziger Jahren unseres Jahrhunderts kam Chinakohl über Amerika auch zu uns. Eingeführt durch die vielen chinesischen Restaurants, hat das feine Gemüse heute einen festen Platz in den Regalen der Supermärkte. Chinakohl, in kürzester Zeit gegart oder einfach pfannengerührt, ist wichtige Zutat in der fernöstlichen Küche. Alle, die Gemüse schnell und schonend zubereiten wollen, lieben ihn. Nicht gekocht ist er eine Wohltat der Rohkost.

Botanik

Langgestreckt und gelbgrün ist sein Keulenkopf.
Chinakohl ist vermutlich eine Kreuzung aus Pak-Choi Brassica rapavar. chinensis und der Speiserübe (brassica rapavar. rapa). Der Chinakohl ist mit unseren heimischen Kohlarten nur entfernt verwandt, was der Geschmack vermuten läßt.

Im Gegensatz zu unserem Kohl hat er keinen Strunk. Seine leicht gewellten Blätter mit weicher tragender Rispe fügen sich locker wie ein Salatkopf zusammen.

Inhaltsstoffe

Kohlehydrate, Eiweiß, wertvolle Aminosäuren

Vitamine: Provitamin A, viel Vitamin C

Mineralien: Natrium, Kalium, Calcium, Phosphor, Eisen

ätherische Öle: Senföl

             und Enzyme

Möglicher therapeutischer Nutzen
siehe *Weißkohl*

CHINAKOHL ZU TISCH

Im Chinakohl steckt die Philosophie der chinesischen Küche. Sanft ist sein Aroma, zart und mild. Das grüngelbe Blatt dagegen hat Biß und steht fest auf einer weißen Rippe. Sie trennt sich plissiert kräuselnd vom Blatt.

Als 1644 die Ming-Dynastie stürzte, flüchtete das kaiserliche Personal nach Kanton, der Heimat des Chinakohls. Keine Frage: Sie ließen sich dort vom Kohl inspirieren.

Erntezeit: Oktober bis November

Lagerung

In ein feuchtes Tuch gewickelt, läßt sich Chinakohl gut im Gemüsefach lagern.

Vorbereitung

Der geputzte Kohl wird in zwei Hälften geteilt und gut gewaschen. Wenn Chinakohl nur ein kleiner Salatanteil ist, reichen die äußeren Blätter.

Kräuter:

z.B.   *Fenchel, Kümmel, Liebstöckel, Thymian*

Reste vergären: siehe *Milchsäuregärung*

Chinakohlsalat — King Ping Meh

½ kleiner Chinakohl, fein geschnitten
2 säuerliche Äpfel, in feine Stifte geschnitten
2 kleine Möhren, geraspelt
1 Stange Porree, in feine Ringe geschnitten
½ Tasse Bockshornkleesprossen
2 Tassen Mungbohnensprossen · 2 Tassen Linsensprossen
2 Tassen Sonnenblumengrün
SAUCE:
Saft von 1 Zitrone · 1 EL Sherry · 1 EL Tamari
½ EL Honig · 2 EL Sesamöl · 5 EL Sonnenblumenöl
½ Tasse Sonnenblumenkerne · 200 g Sauerkraut
Hefeflocken

① Die Salatzutaten auf dem Sonnenblumengrün verteilen.

② Die Sauce aus den angegebenen Zutaten bereiten.

③ Bei Tisch bedient sich jeder selbst von Salatsauce, Sonnenblumenkernen, Sauerkraut, Hefeflocken und Kelp.

Variante:

Anstelle der Bockshornkleesprossen: Rettichgrün oder eingeweichte Rosinen.

Chinakohl mit Sahnemeerrettich

½ kleiner Chinakohl, in sehr feine Streifen geschnitten
¼ Sellerie, gerieben · 2 Tassen Linsensprossen
2 Tassen Gerstensprossen
1 Tasse Rettichgrün · 1 Tasse Sonnenblumengrün
SAUCE:
2 Töpfchen Joghurt · 2 EL Meerrettich, gerieben
2 EL Sesamöl · 2 EL Sonnenblumenöl · 1 EL Honig
3 EL Zitronensaft · 1 Knoblauchzehe, frisch gepreßt
Hefeflocken
8 Walnußkerne · milchsäurevergorene Gurken

① Die Salatzutaten auf dem Rettich- und Sonnenblumengrün verteilen.

② Aus den Zutaten die Sauce bereiten.

③ Bei Tisch bedient sich jeder selbst von Salatsauce, Walnußkernen, milchsäurevergorenen Gurken und Hefeflocken.

Variante:

Anstelle des Meerrettichs: geriebener Ingwer.
Anstelle der Walnüsse: ½ Tasse eingeweichte Rosinen und ½ Tasse Sonnenblumenkerne.

Chinakohl mit scharfer Tomatensauce

½ kleiner Chinakohl, in sehr feine Streifen geschnitten
4 Stangensellerie, in Scheiben geschnitten
2 grüne Paprika, in Kuben geschnitten
1 Stange Porree, in feine Ringe geschnitten
4 Tassen Weizensprossen · 1 Tasse Bockshornkleesprossen
4 Salatblätter
TOMATENSAUCE:
3 kleine Tomaten, gehäutet und püriert
2 Knoblauchzehen, gepreßt
2 Chilischoten, entkernt und in feine Streifen geschnitten
1 EL Zitronensaft · ½ Tasse Olivenöl · Hefeflocken
schwarzer Pfeffer, frisch gemahlen
½ Tasse geriebene Haselnüsse · milchsäurevergorener Sellerie

① Die Salatzutaten auf den 4 Salatblättern verteilen.

② Die Zutaten der Tomatensauce im Mixer pürieren.

③ Bei Tisch bedient sich jeder selbst von Tomatensauce, Haselnüssen, milchsäurevergorenem Sellerie und Hefeflocken.

Chinakohl mit scharfer Sauce

½ kleiner Chinakohl, in feine Streifen geschnitten

3 Topinambur, fein gerieben

4 Frühlingszwiebeln, in feine Scheiben geschnitten

250 g Champignons, in feine Scheiben geschnitten

4 Tassen Mungbohnensprossen

2 Handvoll Feldsalat

SAUCE:

2 Zwiebeln, fein gehackt

1 Knoblauchzehe, gepreßt · 2 EL Tamari · 1 EL Sherry

1 TL Honig · 2 EL Sesamöl · 3 EL Sonnenblumenöl

½ TL Ingwer, gerieben · 3 EL Bockshornkleesprossen

Sesampaste (siehe Seite 74)

milchsäurevergorener Knoblauch

Hefeflocken

① Die Salatzutaten auf dem Feldsalat anrichten.

② Die Saucenzutaten verrühren.

③ Bei Tisch bedient sich jeder selbst von scharfer Sauce, Sesampaste, milchsäurevergorenem Knoblauch und Hefeflocken.

Chinakohl mit Fenchel

½ kleiner Chinakohl, in Streifen geschnitten
2 mittelgroße Fenchel, längs in feine Streifen geschnitten
4 Möhren, grob geraspelt · 2 Tassen Linsensprossen
2 Tassen Luzernengrün
Sauce Vinaigrette (siehe Seite 68)
¾ Tasse Haselnüsse, grob gehackt
milchsäurevergorene Kichererbsensprossen
Hefeflocken

① Die Salatzutaten auf dem Luzernengrün verteilen.

② Bei Tisch bedient sich jeder selbst von Vinaigrette, Haselnüssen, milchsäurevergorenen Kichererbsensprossen und Hefeflocken.

Chinakohl mit Aprikosenpüree

½ kleiner Chinakohl
2 Schwarzwurzeln, gerieben · ½ Blumenkohl, in Röschen geteilt
2 Möhren, fein geraspelt
2 Frühlingszwiebeln, in feine Ringe geschnitten
2 Tassen Gerstensprossen
Aprikosenpüree (siehe Seite 79)
1 kleines Glas Sauerkrautsaft pro Person, vor dem Essen
½ Tasse Mandeln, gestiftet · Hefeflocken

① Die Salatzutaten werden auf den Chinakohlblättern verteilt.

② Bei Tisch bedient sich jeder selbst von Aprikosenpüree, Mandeln und Hefeflocken.

Raffinierter Chinakohl

½ kleiner Chinakohl, in feine Streifen geschnitten
2 rote Paprika, in Kuben geschnitten
¼ Sellerie, grob geraspelt · 2 Tassen Weizensprossen
2 Handvoll Spinat, grob geschnitten · 1 Tasse Kresse
Mayonnaise (siehe Seite 69)
½ Tasse Mandeln · milchsäurevergorene Perlzwiebeln
Hefeflocken

① Die Salatzutaten werden auf dem Spinat und der Kresse verteilt.

② Bei Tisch bedient sich jeder selbst von Mayonnaise, Mandeln, milchsäurevergorenen Perlzwiebeln und Hefeflocken.

Fenchel
auch genannt:
Knollenfenchel, Zwiebelfenchel, italienischer
Fenchel, Bologneser Fenchel, Finocchio

Foeniculum vulgare var. azoricum

Doldengewächs
Umbelliferae

Geschichte

Wegen seines Heuduftes wurde der Fenchel nach »fenum« (Heu) benannt.
Der Fenchel blieb sich treu. Bis heute unterscheidet sich seine Wildform kaum von der Kulturpflanze.
Den Chinesen, Indern, Ägyptern, Griechen und Römern war er als Würz- und Heilpflanze vertraut.

In den Tempelgärten von *Eleusis* wuchs das Doldengewächs. Zu den Mysterien wurden daraus Blütenkränze geflochten.
PLINIUS (23—79 n.Chr.) verordnete Fenchel in über zwanzig Fällen, z.B. bei Giftschlangenbissen, für die Milchdrüsenfunktion sowie zur Beruhigung und Stärkung des Magens.

Botanik

Von Natur aus mehrjährig, wächst der kultivierte Fenchel heute ein- und zweijährig. Die Pflanze schießt bis zu 2 Meter in die Höhe und hat an ihren glatten Röhrenstielen feingegliederte, dem Dill ähnliche Blätter und die typische Blütenkrone der Doldengewächse. Sie blüht von Juli bis September.
Die grünlich-weiße Knolle des Fenchels wächst, der Zwiebel ähnlich, aus Schalen.

Inhaltsstoffe

Bitterstoffe
Zucker, Stärke, Eiweiß, 10% Fett

Vitamine:	Provitamin A, B_1, B_2, B_{12}, C, E
Mineralien:	Calcium, Phosphor, Eisen
ätherische Öle:	Oleum Foeniculi
	und Enzyme

Möglicher therapeutischer Nutzen

Fenchel hilft bei Husten, Heiserkeit und Asthma, bewährt sich bei Verdauungsstörungen, Blähungen, Krämpfen. Er regt den Appetit an und beruhigt.

FENCHEL ZU TISCH

Der typische Geschmack des zarten Gemüses ist ein Genuß.
Bevor Fenchel, vermutlich durch Benediktiner, nach Norden ge-
langte, wuchs er schon in den Klostergärten von *St. Gallen.* Schon
damals war er auch Medizin, wie heute noch.
In der Phytomedizin hat er — als Samen — einen guten Ruf als
Tee, Sirup, Honig und Tinktur.
Wir essen ihn als Gemüse roh.

HILDEGARD VON BINGEN (1098—1179) sagt:
»Wie immer gegessen, macht der Fenchel den Menschen lustig,
gibt eine schöne Gesichtsfarbe und guten Körpergeruch und eine
gute Verdauung«,
und:
»Wer Fenchel oder dessen Frucht nüchtern täglich ißt, dem mindert er böse Schleimstoffe und Fäulnisherde, vertilgt den üblen
Geruch des Atems und macht seine Augen hell blinkend durch
seine gute Wärme und edlen Kräfte …«
Es sei angemerkt, daß der delikate Fenchel in Frankreich als Des-
sert gereicht wird: fein geschnitten, in einer Sauce aus Cassis.

Erntezeit: Sommerfenchel: Juli bis September
Herbstfenchel: Mitte September bis Ende Oktober

Lagerung

Mit gestutzten Stengeln, gut eingeschlagen, ist er gekühlt bis zu
drei Wochen haltbar.

Vorbereitung

Die feinen Stiele werden in Scheiben geschnitten, das dillartige
Grün wird gehackt und die Knolle geraspelt.

Kräuter:

z.B.: *Thymian, Dill, Fenchelkraut*

Fenchelsalat mit roten Beten

4 kleine Fenchel, in Streifen geschnitten
1 Salatgurke, in Scheiben geschnitten
3 Stangensellerie, in Scheiben geschnitten
2 rote Bete, geraspelt · 2 Tassen Weizensprossen
1 Tasse Kichererbsensprossen
2 Tassen Luzernengrün
Joghurt-Sahne-Sauce mit Zitrone (siehe Seite 69)
½ Tasse Haselnüsse · 200 g Milchsäurevergorenes Ihrer Wahl
Hefeflocken

① Die Salatzutaten auf dem Luzernengrün verteilen.

② Bei Tisch bedient sich jeder selbst von Joghurt-Sahne-Sauce, Haselnüssen, Milchsäurevergorenem und Hefeflocken.

Variante:

Anstelle der Salatgurke: 1 Tasse Hiziki

Fenchel mit schwarzen Oliven

3 kleine Fenchel · 4 kleine Tomaten, gehäutet und geviertelt
1 Gemüsezwiebel, in feine Ringe geschnitten
2 Tassen Linsensprossen · 1 Tasse Kichererbsensprossen
½ Tasse Oliven
2 Tassen Sonnenblumengrün
Sauce Vinaigrette (siehe Seite 68), gewürzt mit Tabasco oder Sambal
½ Tasse Pinienkerne
200 g Milchsäurevergorenes Ihrer Wahl
Hefeflocken

① Die Salatzutaten auf dem Sonnenblumengrün verteilen.

② Die Sauce Vinaigrette wird mit Tabasco und Sambal gewürzt.

③ Bei Tisch bedient sich jeder selbst von Vinaigrette, Pinienkernen, Milchsäurevergorenem und Hefeflocken.

Variante:

Anstelle der Kichererbsensprossen: Mungbohnensprossen

Fenchel in Cassis-Sauce

---

3 mittelgroße Fenchel, in Streifen geschnitten

---

4 Möhren, geraspelt · 1 Tasse Linsensprossen

---

2 Tassen Weizensprossen

---

4 Wirsingblätter

SAUCE:

---

1 Schnapsglas Cassis · 2 EL Sesamöl · 6 EL Sonnenblumenöl

Saft von ½ Zitrone · schwarzer Pfeffer

½ Tasse Sonnenblumensprossen

---

4 EL Haselnußpaste (siehe Seite 73)

---

milchsäurevergorene Perlzwiebeln

Hefeflocken

---

① Die Salatzutaten auf den Wirsingblättern verteilen.

② Aus den angegebenen Zutaten die Sauce bereiten.

③ Bei Tisch bedient sich jeder selbst von Cassissauce, Sonnenblumensprossen, Nußpaste, Perlzwiebeln und Hefeflocken.

Fenchel mit Curry-Sauce

---

3 mittelgroße Fenchel, in feine Streifen geschnitten

1 Avocado, entkernt, geschält und in Fächer geschnitten

250 g Kürbis, geraspelt · 2 Kohlrabi, gerieben

2 Möhren, gestiftelt

1 grüner Salat Ihrer Wahl, gewaschen und in Blätter geteilt

½ Tasse Rettichgrün

Joghurt-Sahne-Sauce mit Zitrone (siehe Seite 69) gewürzt mit:
1 TL Curry · 1 Prise Zimt · 1 Prise Chilipulver
1 Spur Honig · schwarzer Pfeffer, frisch aus der Mühle

Hefeflocken

---

① Die Salatzutaten auf den Salatblättern und dem Rettichgrün verteilen.

② Die Joghurt-Sauce wie angegeben verfeinern.

③ Bei Tisch bedient sich jeder selbst von Joghurt-Sauce und Hefeflocken.

Fenchel mit Orangensauce

3 mittelgroße Fenchel, längs in feine Streifen geschnitten
2 rote Paprika, in feine Streifen geschnitten
¼ Sellerie, fein geraspelt · 2 Tassen Linsensprossen
2 Tassen Luzernengrün · 1 Tasse Rettichgrün
SAUCE:
2 Orangen, gepreßt · ½ Tasse Olivenöl
einige Spritzer Aceto Balsamico
schwarzer Pfeffer, frisch gemahlen
1 Handvoll Walnüsse · 200 g Sauerkraut
Hefeflocken

① Die Salatzutaten auf dem Luzernen- und Rettichgrün verteilen.

② Aus den Saucenzutaten die Orangensauce zubereiten.

③ Bei Tisch bedient sich jeder selbst von Orangensauce, Walnüssen, Sauerkraut und Hefeflocken.

Fenchel mit Roggensprossen

3 mittelgroße Fenchel, in Kuben geschnitten
2 Möhren, grob geraspelt · 1 Rettich, in Scheiben geschnitten
1 Frühlingszwiebel, in Ringe geschnitten
4 Tassen Roggensprossen
2 Tassen Buchweizengrün
Sauce Vinaigrette (siehe Seite 68)
¼ Tasse Nüsse Ihrer Wahl
200 g Milchsäurevergorenes Ihrer Wahl
Hefeflocken

① Die Salatzutaten auf dem Buchweizengrün verteilen.

② Bei Tisch bedient sich jeder selbst von Vinaigrette, Nüssen, Milchsäurevergorenem und Hefeflocken.

Variante:

Anstelle der Roggensprossen: 4 Tassen Quinoasprossen.
Die Vinaigrette kann zur Hälfte durch Pflaumenpaste (siehe Seite 73) ersetzt werden.

Gurke

auch genannt:
Kukumer, Gurche

Cucumis sativus
Kürbisgewächse
Cucurbitaceae

Geschichte

Wo kam sie her, wo ging sie hin?
Von den Hängen des Himalaja nach China zum indischen Subkontinent.
Aber, so sagen Gelehrte, die tatsächliche Heimat der kleinen bitteren Frucht war Persien, der heutige Iran. Im assyrischen *Nimrud* am Oberlauf des Tigris wurden Speisereste in einem Brunnen ausgegraben. Die Samen in ihnen stammen aus dem 7. Jahrhundert v. Chr.
Früher, schon 3000 v. Chr., enthielten Listen auf Tontäfelchen die Gurke als Lebensmittel. Oder meinen die Keilschriftsymbole die längliche Chate-Melone?
Die Herkunft der Gurke bleibt ein Rätsel für Paläontologen. Die Spuren der Cucumis sind ungenau, nachdem die indische Zuchtform (vor etwa 3000 Jahren) wieder verwilderte.
Im alten Griechenland bezeichneten die Pflanzenforscher THEOPHRASTOS (371—287 v. Chr.) und DIOSKURIDES (1. Jahrhundert n. Chr.) die Gurke als »siküos«, »siküs« oder »sikyon«. Kühlende Wirkung sagte man ihr nach.
Kaiser TIBERIUS war geradezu ein Gurkenfetischist. Angeblich pflegte er täglich Gurken zu essen, die bei seinen Feldzügen in tragbaren Gewächshäusern mitgeführt wurden. Er liebte sie frisch und ungekocht — sein Volk dagegen eingelegt in Weinhefe, Salzlake oder Essig.
Bei den Römern hieß die Gurke »cucumis«, wortverwandt mit »cumera« oder »cumerum« = bedecktes Gefäß.
Gemüse und Name kamen bald auch ins nördliche Europa. Vor-

läufer unserer heutigen Gemüse-, Salat-, Senf- oder Einlegegurken waren die »Cucumeres« zur Zeit KARLS DES GROSSEN.

Botanik

Die fleischige Beerenfrucht ist einjährig, eine krautige Rankenpflanze mit langen, schmalen Früchten und extrem großen, behaarten, fünflappigen Blättern.

Inhaltsstoffe

Gurken enthalten 96—97% Wasser und eine Menge wertvoller Wirkstoffe.

Kohlehydrate, Eiweiß

Vitamine: Provitamin A, B_1, B_2, B_6 und sehr viel C

Mineralien: Kalium, Calcium, Phosphor, Magnesium, Eisen, Kupfer

              Bitterstoffe

              und Enzyme

Gurken sind das basenreichste Gemüse.

Möglicher therapeutischer Nutzen

Gurken haben einen hohen diätetischen Wert. Sie sind harnlösend und wassertreibend; rheumatische Ablagerungen können ausgespült werden.
Bei regelmäßigem Verzehr reinigt ihr Saft den Darm.
Ihre Inhaltsstoffe klären die Haut.
Entdeckt wurde ein dem Insulin verwandtes Enzym, weshalb man die Gurke dem Diabetiker empfiehlt.
Zum Heilnutzen sollten Gurken ungesalzen bleiben.

Im alten Rom wurden Gurken roh, gekocht, geschält oder unge-
schält gegessen. Der Koch APICIUS läßt sie mit Hirn, Kreuzkümmel, Honig und Selleriesamen köcheln, bindet die Zutaten mit Ei
und bestreut sie mit frischem Pfeffer.
Die Gurken sind das erfrischendste Sommergemüse.
Der Volksmund spricht von der »Saure-Gurken-Zeit«. Saure Gurken haben nichts von diesem negativen Beigeschmack: Sie sind
köstlich und gesund. Wer Muße hat und sie liebt, legt sie ein.
Sauer werden sie durch Milchsäuregärung mit Biofermenten. Ein
Segen für die Vorratskammer und die Gesundheit! (Siehe *Milch-
säuregärung* Seite 45).
Die Milchsäuregärung, gut für Cornichons, ist für den frischen
Gurkensalat von Schaden: Salz macht die frische Frucht schwer
verdaulich, weil es ihre Flüssigkeit bindet.
Essen wir die Salatgurke so, wie sie gewachsen ist, eventuell mit
Joghurt oder saurer Sahne.

Erntezeit: Juli bis September

Einkauf und Lagerung

Für die hier angegebenen Rezepte kaufe ich Salatgurken. Diese
können 3 bis 5 Tage in einem kühlen Raum aufbewahrt werden.

Vorbereitung

Die Gurken werden mit einer Wurzelbürste gut gewaschen. Die
Stielansätze werden nicht entfernt, denn dort sitzen die heilenden
Bitterstoffe.

Kräuter:

z.B.: *Dill, Borretsch, Beinwell, Zitronenmelisse, Minze*

Reste vergären: siehe *Milchsäuregärung*

Gurkensalat Himalaja

1 Schlangengurke, in dünne Scheiben geschnitten
4 Stangen Chicorée, in feine Längsstreifen geschnitten
250 g Champignons, in Scheiben geschnitten
2 kleine Schalotten, fein gehackt
2 Tassen Mungbohnensprossen · 2 EL Bockshornkleesprossen
2 Tassen Luzernengrün
goldgelbe Tofupaste (siehe Seite 74)
½ Tasse Sonnenblumenkerne
200 g Milchsäurevergorenes Ihrer Wahl
Hefeflocken

① Die Salatzutaten auf dem Luzernengrün verteilen.

② Bei Tisch bedient sich jeder selbst von der goldgelben Tofupaste, Sonnenblumenkernen, Milchsäurevergorenem und Hefeflocken.

Griechischer Gurkensalat

1 Gurke, in halbe Scheiben geschnitten
4 Tomaten, gehäutet und in Kuben geschnitten
1 grüne, 1 rote und 1 gelbe Paprika, in Streifen geschnitten
½ Tasse schwarze Oliven
1 rote Gemüsezwiebel, in Ringe geschnitten
2 Tassen Weizensprossen
½ römischer Salat
Sauce Vinaigrette (siehe Seite 68) mit Kräutern der Saison
½ Tasse Pinienkerne · milchsäurevergorener Knoblauch
Hefeflocken

① Die Gemüsezutaten auf den Salatblättern verteilen.

② Die Sauce Vinaigrette wird mit Kräutern der Saison gewürzt.

③ Bei Tisch bedient sich jeder selbst von Kräutervinaigrette, Pinienkernen, milchsäurevergorenem Knoblauch und Hefeflocken.

Gefüllte Gurke
mit Tomatensahne

---

2 große Salatgurken, ausgehöhlt, längs und quer halbiert

½ kleiner Blumenkohl, fein geraspelt · 4 Möhren, fein geraspelt

4 Tassen Mungbohnensprossen

TOMATENSAHNE:

2 Tomaten, gehäutet und püriert · ½ Tasse Sahne

schwarzer Pfeffer, frisch gemahlen

Minzeblätter · 1 Tasse Sonnenblumensprossen

200 g Milchsäurevergorenes Ihrer Wahl

Hefeflocken

---

① In die ausgehöhlten Gurken die Gemüsezutaten füllen.

② Im Mixer die Zutaten für die Tomatensauce pürieren.

③ Bei Tisch gibt jeder selbst Minzeblätter, Sonnenblumensprossen, Milchsäurevergorenes und Hefeflocken über die gefüllten Gurken.

Variante:

Anstelle der Minzeblättchen: Kresse

Gurken in Dillsauce

2 Schlangengurken, gehobelt
1 Fenchel, in feine Scheiben geschnitten
1 Tasse Kichererbsensprossen · 1 Tasse Weizensprossen
6 Blätter Chinakohl, halbiert · 2 Tassen Luzernengrün
Joghurt-Sahne-Sauce mit Zitrone (siehe Seite 69)
1 größeres Bündel Dill, fein geschnitten
½ Tasse Haselnüsse · milchsäurevergorene rote Bete
Hefeflocken

① Die Salatzutaten auf den Chinakohlblättern und dem Luzernengrün verteilen.

② Die Joghurt-Sahne-Sauce mit Zitrone mit dem geschnittenen Dill verfeinern.

③ Bei Tisch bedient sich jeder selbst von Joghurt-Sahne-Sauce mit Zitrone und Dill, Haselnüssen, milchsäurevergorenen roten Beten und Hefeflocken.

Gurkensalat mit Avocadocreme

2 Salatgurken, in feine Scheiben gehobelt
2 Tomaten, gehäutet und in Scheiben geschnitten
2 Möhren, in Stifte geschnitten · 1 Tasse Roggensprossen
2 Tassen Mungbohnensprossen
Blätter von grünem Salat · 3 Tassen Luzernengrün
AVOCADOCREME:
2 Avocados, das Fruchtfleisch püriert · 1 Tasse Joghurt
Saft von 1 Zitrone · Sesamkörner
½ Tasse Pinienkerne · 200 g Milchsäurevergorenes Ihrer Wahl
Hefeflocken

① Die Gemüsezutaten auf den Salatblättern und dem Luzernengrün verteilen.

② Die Zutaten der Avocadocreme verrühren.

③ Bei Tisch bedient sich jeder selbst von Avocadocreme, Pinienkernen, Milchsäurevergorenem und Hefeflocken.

Tsatsiki

4 Töpfchen Joghurt · 1 Gurke, geraffelt
3 Knoblauchzehen, gepreßt · 1 Schalotte, fein geschnitten
1 Tasse Sommerkräuter, insbesondere Dill, gehackt

① Alle Zutaten im Mixer, mit dem Joghurt beginnend, schlagen.

② Die Sauce wird kalt gestellt, zu Salaten, oder als Suppe verdünnt serviert.

Gurkensuppe

---

1 Salatgurke, geschält · 2 Tassen Sahne · eine Spur Honig

Pfeffer aus der Mühle · 1 Prise Paprikapulver

1 Tasse Dill, fein gehackt

---

① Die Gurke wird kleingeschnitten und im Mixer mit den Zutaten püriert.

② Die Suppe mit Schnittlauch bestreut servieren.

Variante:

Anstelle der Sahne: Buttermilch.

Knoblauch

auch genannt:
Knovel, Knuflauch, Knobel, Chnöbli

Allium sativum

Liliengewächs
Liliaceae

Geschichte

Das Wort setzt sich zusammen aus Klubo (= Zehe) und Lauch; es handelt sich also um Lauch, der in Zehen gespalten ist.

Knoblauch gehört zu den ältesten Kulturpflanzen. Heute wächst er immer noch wild im *Iran,* in *Afghanistan* und in *Indien.*

Schon 5000 v. Chr. schätzten der Nahe und Ferne Osten die medizinische Wirkung dieser Knolle.

Im »*Codex Ebers*«, dem 3500 Jahre alten medizinischen Papyri, gibt es über 20 Knoblauchrezepte mit therapeutischem Nutzen, unter anderem gegen Würmer, Geschwülste und Herzbeschwerden.

PYTHAGORAS (gest. um 500 v. Chr.) nannte ihn »König der Würzen«.

HIPPOKRATES (um 400 v. Chr.) verordnete Knoblauch als Abführ- und Entwässerungsmittel.

PLINIUS (23–79 n. Chr.) notiert in seiner »Historia Naturalis« Knoblauchsuppe gegen mehr als sechzig verschiedene Krankheiten; verordnet ihn u. a. zur Regeneration des Magen-Darm-Traktes, gegen Tumore, Hunde- und Schlangenbisse, Asthma, Rheumatismus, Magengeschwüre, Ruhr, Typhus und Krämpfe.

Im Mittelalter wurde Knoblauch auch im nördlichen Europa bekannt. Er wird mit dem Aberglauben in Verbindung gebracht und soll durch seinen Geruch böse Geister abschrecken. Die Heileigenschaften werden ihm jedoch nicht abgesprochen.

Immer aber spaltete das »gesündeste Gewürz der Welt« die Menschen in zwei Lager.

Selbstverständlich lehnte der römische Adel die Knoblauchzehe ab: »Knoblauchesser« war ein Synonym für Habenichtse.

Auch bei uns mußte sich der Knoblauch erst durchsetzen.

Heute profitiert der Gesundheitsbewußte von Knoblauch-Dragées vom Apotheker. Der Gourmet reibt diskret die Salatschüssel mit Knoblauch ein und guckt weg.

Keine Frage, endlich ist er etabliert; seine Vorteile überwiegen. Wer ihn selber genießt, nimmt den Geruch bei anderen nicht wahr. Gleichgesinnte können sich riechen.

Botanik

Knoblauch ist einjährig. Zäh und ausdauernd steht er da mit langen, sich zuspitzenden graugrünen Blättern und weißen oder rötlichen Blütenköpfen. Der eßbare Teil bildet sich oberhalb der Wurzel. Eine dickwulstige, kugelartige Frucht, pergamentartig eingehüllt. Die einzelnen Zehen schimmern durch.

Inhaltsstoffe

Kohlehydrate, Eiweiß, Fett

Vitamine: Provitamin A, B_1, B_2, C

Mineralien:	Calcium, Phosphor, Magnesium, Eisen, Cholin, Jod, Uran
ätherische Öle:	schwefelhaltige ätherische Öle, Allicin mit seinen antibiotischen Eigenschaften
	und Enzyme

Möglicher therapeutischer Nutzen

Den altüberlieferten heilenden Ruf des Knoblauchs bestätigt die heutige Wissenschaft.

1944 wurde das Allicin von dem amerikanischen Wissenschaftler CAVALLITO entdeckt. Die antibakterielle Wirkung des ätherischen Öls aber hatte 1858 LOUIS PASTEUR schon bewiesen.

Knoblauch dient als Prophylaxe bei Arteriosklerose, Asthma sowie Darmparasiten und vertreibt Spulwürmer. Er enthält chemische Stoffe, die Krebs vorbeugen, stimuliert das Immunsystem, hilft bei chronischer Bronchitis, Alterserscheinungen (Verkalkung) und allgemeiner Schwäche. Er normalisiert die Darmflora und hemmt Gärungs- und Fäulnisprozesse.

Er wirkt antibiotisch, senkt den Cholesterinspiegel und wirkt bei Infektionen der Atemwege und bei Katarrhen abschwellend auf die Nasenschleimhaut.

Es zeigte sich, daß Knoblauch sogar dem Penicillin und Tetracyclin überlegen, ein sogenanntes Breitbandantibiotikum ist.

PROF. REUTER, Knoblauchexperte der Universität Köln, bestätigt, daß 1 Milligramm Allicin gegen Krankheitserreger wie Staphylokokken und Kolibakterien antibiotisch so wirksam ist wie 15 IE (Internationale Einheiten) Penicillin. Bei Verordnungen werden weit mehr Einheiten gegeben.

»Unter allen mikrobenbekämpfenden Substanzen, die wir kennen, hat Knoblauch das breiteste Spektrum. Das stark riechende Allicin des frisch geschnittenen oder gepreßten Knoblauchs wirkt antibakteriell und bekämpft Parasiten, Protozoen und Viren.« (CARPER)

Durch Erhitzung verliert das Allicin seine Wirkung gegen Mikroben. Jedoch senkt gekochter Knoblauch nach wie vor den Cholesterinspiegel, wirkt abschwellend und lindert den Husten.

Prof. H. D. Reuter bestätigt, daß das Adenosin im Knoblauch die Blutgerinnung hemmt.

Die Erfahrungsmedizin bescheinigt dem Knoblauch Einfluß auf den Blutdruck.

Die wissenschaftliche Überprüfung, die sich mit *Allium sativum* beschäftigt, kommt zu widersprüchlichen Ergebnissen.

1. Die gesundheitsfördernde Eigenschaft des Allicins ist hochgradig instabil und flüchtig, da es sehr schnell in diverse Schwefelverbindungen zerfällt.

2. Da sich die Zusammensetzung der Knoblauchpflanze je nach Anbau, Herkunftsland, Witterung und Erntebedingungen zwangsläufig unterscheidet, ist es leicht verständlich, daß die Ergebnisse differieren.

Auch hier gilt, was für jegliche Wirkung in der Pflanzenmedizin anzumerken ist:

Phytotherapie ist Langzeitmedizin. Bis die Wirkstoffe zur Entfaltung kommen, müssen wir geduldig sein. Auch weiß die Homöopathie von Niedrigpotenzen, die größte Wirkung zeigen. Die rein materielle Betrachtung eines wissenschaftlichen Denkens kann das jedoch nicht zulassen.

Phytotherapeuten halten eine Zehe pro Tag für ausreichend.

Knoblauch muß roh gegessen werden:

- zur Vorbeugung gegen Krebs,
- zur Abtötung von Viren,
- zur Stärkung des Immunsystems.

Iß Lauch im März,
wilden Knoblauch im Mai,
dann haben die Ärzte das ganze Jahr frei.

Reim aus dem *Wallis*

In der *Türkei* erzählt man sich ein Märchen, in dem der Knoblauch und die Zwiebel als Geschwister erscheinen. Der Teufel, heißt es, wurde aus dem Paradies vertrieben und kam auf die Erde. Da, wo er seinen rechten Fuß zum erstenmal aufsetzte, wuchs die Zwiebel, und da, wo er mit seinem linken aufsetzte, die Knoblauchzehe.
Wir stehen mit beiden Beinen gleichzeitig auf der Erde, duften nach Knoblauch und bleiben gesund.

Praktischer Hinweis

Die Franzosen neutralisieren den Knoblauchduft mit Rotwein. Ich empfehle, das frische Chlorophyll aus Grünkräutern gegen den Knoblauchduft zu nutzen, d.h., wenn der Geruch auftritt, die Grünkräuter gut zu kauen und einzuspeicheln.

Erntezeit: je nach Sorte Juli bis September

Lagerung

Einmal gut getrocknet, läßt sich Knoblauch an einem kühlen Ort hängend Monate aufbewahren.

Vorbereitung

Die Knolle wird in Zehen geteilt und in der Hand leicht vorgedrückt, damit sich die Haut besser abziehen läßt. Gepreßt oder fein gehackt — der Geschmack ist verschieden.

Kräuter:

z.B.: *Basilikum, Thymian, Rosmarin*

Gehackte Petersilie oder Minze nimmt die Schärfe des Geruchs, wenn Knoblauch mit Salz und Petersilie oder Minze in einer Schüssel mit dem Stößel gepreßt wird.

Knoblauch vergären: siehe *Milchsäuregärung*

Pesto – Pinienpaste mit Knoblauch

Eine grüne Pastenwürze: ein Genuß. Pesto ist in Ligurien eine der beliebtesten Saucen zu Spaghetti.

1½ Tassen Pinienkerne · 1 Tasse Olivenöl
2 Bund frisches Basilikum, geputzt und fein geschnitten
1 Tasse Parmesan · 8 Knoblauchzehen, gepreßt · Kräutersalz

① Die Pinienkerne werden im Mixer zerkleinert.

② Das Öl tropfenweise und nach und nach die weiteren Zutaten zufügen.

Wer Pesto verdünnen möchte, wähle zwischen

Gemüsesaft
Zitronensaft
und Joghurt.

Variante
Anstelle der Pinienkerne: 1 Tasse Sonnenblumenkerne.

Knoblauchöl

0,7 l Olivenöl · 10 Knoblauchzehen, geschält

---

1 Zweig Thymian · 1 EL rote Pfefferkörner, grob zerstoßen

---

1 EL schwarze Pfefferkörner, grob zerstoßen

---

① Knoblauchzehen, Thymian und Pfefferkörner in eine leere Ein-literflasche mit Schraubverschluß geben und mit dem Olivenöl auffüllen. Gut verschließen und mindestens 1 Woche ziehen lassen.

② Durch das Abschließen des Sauerstoffes bleiben die ätherischen Öle erhalten und der Knoblauch büßt seine Heilkraft nicht ein.

Variante
Anstelle des Thymians: 1 Zweig Rosmarin oder sowohl Thymian als auch Rosmarin.
Anstelle des Thymians und Rosmarins: Basilikum.

Wenn Gäste kommen

Knoblauch-Sardellen-Sauce, warm

---

10 Knoblauchzehen, gepreßt

---

10 gesalzene Sardellen, gewässert, filiert,
abgespült und trockengetupft

¼ l Olivenöl · 1 EL Sahne · 1 EL Butter

---

① Die Sardellen werden in einen Fonduetopf aus Steingut gegeben, um die Oxidation zu verhindern.

② Das Olivenöl angießen, bei geringer Hitze mit einem Holzlöffel unterrühren und den Knoblauch zugeben.

③ Sofort vom Feuer nehmen und unter ständigem Rühren die anderen Zutaten einrühren. Vorsicht — die Sauce gerinnt leicht.

Die Knoblauch-Sardellen-Sauce ist herzhaft und paßt hervorragend zur Crudités.

Crudités
sind eine französische Spezialität, die als Vorspeise serviert wird. Rohe Gemüsestücke (z.B. Stangen oder Stifte von Staudensellerie, Blumenkohl, Broccoli, Möhren, Gemüsezwiebeln, Porree, Gurke oder Zucchini) werden in die warme Sauce getaucht, die auf einem Stövchen in der Mitte des Tisches steht.
Ein geselliges Mahl — und sehr speziell im Geschmack.

Knollensellerie   auch genannt: Wurzelsellerie, Zeller

Apium graveolens var. rapaceum
Doldengewächs
Umbelliferae

Geschichte

Gemeinsame Vorgängerin des Knollen-, Stangen- und Blattselleries ist jene Wildform, die keine verdickte Wurzel bildet und so scharf und urtümlich im Geschmack ist, daß sie einst allein Medizin war.
Die älteste Kunde stammt aus *Ägypten*. Das Selleriegrün, gemischt mit Lotusblüten, schmückte eine Mumie.

Die Nutzung der Pflanze stand in den medizinischen Papyri geschrieben.

In Mythos und Ritual war Sellerie dem Gott der Unterwelt geweiht, er bedeutete Tod und Tränen, ist aber gleichzeitig Zeichen von Sieg und Glück.

Selleriegrün war die Siegerkrone griechischer Wettkämpfer.

Den Römern half Sellerie gegen Schwermut. Und wer wüßte nicht aus kesser Rede: Sellerie ist auch Aphrodisiakum. Wegen der stimulierenden Wirkung auf die Libido galt er im Mittelalter als »Geilwurz«.

Ab dem 16. Jahrhundert wurde Sellerie in allen Pflanzenbüchern geführt und wuchs in den Klostergärten.

Die heutige Naturheilkunde empfiehlt Knollen und Blätter gleichwohl bei verschiedenen Krankheiten. Z.B. ist er harntreibend.

Botanik

Die Pflanze ist zweijährig.

Im ersten Jahr bildet sie eine unterirdische Wurzelknolle und eine reiche Rosette fester dunkelgrüner Blätter.

Im zweiten Jahr wächst sie bis zu 80 cm hoch und bildet an verzweigten Stengeln Dolden aus kleinen grünen Blüten.

THEOPHRASTOS, Naturkenner und Philosoph, schrieb im 3. Jahrhundert v. Chr. über die Gründung der sizilianischen Stadt Selinunt. Das heißt übersetzt »Selleriestadt« und verweist auf einen bevorzugten Boden. Das Gemüse liebt salzig-sumpfige Erde, und seine Wildform gedeiht heute noch vereinzelt an derartigen Lieblingsplätzen.

Inhaltsstoffe

Vitamine:	Provitamin A, B_1, B_2, B_{12} (Niacin), E
Mineralien:	Eisen, Calcium, Natrium, Schwefel, Phosphor
ätherische Öle:	Der hohe Wert liegt in den ätherischen Ölen und Enzyme

Möglicher therapeutischer Nutzen

Das basenüberschüssige Gemüse eignet sich besonders zur Reinigung und Ausspülung von Schlacken (Rheuma und Gicht).

Durch die Ausgewogenheit von Natrium und Calcium stärkt Sellerie die Nerven, während Schwefel und Phosphor die Drüsen anregen.

Sellerie gilt als wirksames Blasenmittel, reinigt das Blut und stärkt die Bauchspeicheldrüse.

KNOLLENSELLERIE ZU TISCH

Sellerie ist eines der wichtigsten Freilandgemüse in Mitteleuropa. Die Nahrungs- und Heilpflanze ist wichtige Zutat im Salat. »Fritzchen, freu dich. Fritzchen, freu dich. Morgen gibt's Selleriesalat ...«

Erntezeit: August bis September, später (ab Oktober) ohne grüne Blätter im Handel

Lagerung

Im kühlen Raum gute Lagerqualität.

Vorbereitung

Die Blätter des Selleries werden abgeschnitten und für Fonds genutzt oder in Portionen eingefroren.

Die Knolle mit einer kräftigen Bürste schrubben und mit dem Messer schaben.

Geriebener Sellerie wird gegen die Oxidation (das Braunwerden) mit Zitrone beträufelt.

Kräuter:

z. B.: *Thymian, Salbei, Fenchel- und Bockshornkleesamen*

Reste mit dem Grün einsäuern: siehe *Milchsäuregärung*

Grün eingewickelter Selleriesalat — ein Festessen

1 mittelgroße Sellerieknolle, geschält und fein geraspelt
1 milchsäurevergorene rote Paprika, in hauchdünne Streifen geschnitten
2 Tassen Roggensprossen · 8 Walnußkerne
1 Tasse Mayonnaise (siehe Seite 69), abgeschmeckt mit Hefeflocken
3 Tassen Luzernengrün
1 Avocado, nicht zu reif
Saft von ½ Zitrone · 2 EL Olivenöl

① Sellerie, milchsäurevergorene Paprika, Roggensprossen, Walnußkerne und Mayonnaise mischen, in eine hübsche Form drükken und dann auf einen großen Teller stürzen.

② Die gestürzte Masse mit Luzernengrün umkränzen.

③ Die Avocado, befreit von ihrer festen Schale, einem Apfel gleich, mit einem scharfen Messer schichtweise zu langen, feinen Bändern schälen.

④ Aus Zitronensaft und Öl eine Sauce bereiten und über die Avocadobänder gießen.

⑤ Mit den beträufelten Avocadobändern die gestürzte Masse belegen.

Selleriesalat in Sesampaste

1 Knollensellerie, geputzt und fein geraspelt

2 grüne Paprika, in Kuben geschnitten

2 gelbe Paprika, in Streifen geschnitten

2 kleine Zwiebeln, fein gehackt · 4 kleine Möhren, geraspelt

½ Tasse Leinsamensprossen · 1 Tasse Mungbohnensprossen

2 Handvoll Feldsalat, gewaschen und verlesen

2 Tassen Luzernengrün

Leichte Sesampaste (siehe Seite 74)

200 g Milchsäurevergorenes Ihrer Wahl

Hefeflocken

① Die Salatzutaten auf den Salatblättern und dem Luzernengrün verteilen.

② Bei Tisch bedient sich jeder selbst von Sesampaste, Milchsäurevergorenem und Hefeflocken.

Sellerie in pikanter Tomatensauce

1 Sellerieknolle, fein geraspelt
1 Tasse Kichererbsensprossen · 2 Tassen Linsensprossen
2 Tassen Weizensprossen
1 grüner Salat Ihrer Wahl oder 3 kleine Radicchio
½ Tasse Rettichgrün · 1 Tasse Luzernengrün
SAUCE:
4 reife Tomaten, gehäutet und püriert
1 TL Sambal · 4 EL Nußöl Ihrer Wahl
½ Tasse Haselnüsse
200 g Milchsäurevergorenes Ihrer Wahl
Hefeflocken

① Die Zutaten auf die Salatblätter, das Luzernen- und das Rettichgrün legen.

② Die Sauce aus den angegebenen Zutaten bereiten.

③ Bei Tisch bedient sich jeder selbst von Tomatensauce, Haselnüssen, Milchsäurevergorenem und Hefeflocken.

Variante

Anstelle des Rettichgrüns: eine geriebene Zwiebel.

Kohlrabi

auch genannt:
Oberkohlrabi, Oberrübe, Rübkohl

Brassica oleracea convar. acephala var. gongylodes

Kreuzblütengewächs
Cruciferae

Geschichte

Im klassischen Altertum war als Gemüse und Heilpflanze der Kohl das Thema schlechthin.

Der Kohlrabi in seiner heutigen Gestalt ist eine neue Züchtung. Ursprung sind die sogenannten Markstammtypen des Futterkohls.

Vorfahren des Kohlrabi sind der Pompejanische Kohl, von PLINIUS (23–79 n. Chr.) erwähnt, und eine weitere Sorte, die Paläontologen in *China* und *Tibet* entdeckten.

KARL DER GROSSE führte Pompejanischen Kohl in Deutschland ein und verordnete seinen Gärtnern den Anbau. Als Caula Rapa (italienisch: cavolo rapa) wuchs er in den kaiserlichen Domänengärten.

Die heilige HILDEGARD VON BINGEN wußte im 12. Jahrhundert seine Qualität zu würdigen. Im Klostergarten von *St. Gallen* war er sehr geschätzt.

Botanik

Obwohl zu den Kohlgewächsen gehörend, ist der Kohlrabi ein eigenständiges Gemüse. Er wächst nicht zu einer Blattkugel, sondern zu einer fleischigen, runden Frucht aus einer Verdickung der Sproßachse. Lilablau oder auch mattgrün, mit einem Wachsüberzug geschützt, steht der Fruchtkopf auf einem Wurzelstiel. Die Blätter, eine Erinnerung an die Kohlfamilie, richten sich hoch über die Frucht auf und wachsen an festen Seitentrieben.

Inhaltsstoffe

Kohlehydrate, Eiweiß, Fett

Vitamine: Provitamin A, B_1, B_2, B_6 und C

Mineralien: Calcium, Kalium, Phosphor, Magnesium, Eisen, Natrium

ätherische Öle: Senföle

und Enzyme

Während die Knolle nur Spuren von Carotin, Phosphor und Eisen enthält, haben die Blätter ein Vielfaches davon.

Möglicher therapeutischer Nutzen

Kohlrabi beugt Verkalkung und Krebs vor.

KOHLRABI ZU TISCH

Wegen seines problemlosen Anbaus gilt Kohlrabi als einfaches Essen.

Von der Hand in den Mund: Kohlrabi ist eines der knackigsten Rohkostgemüse.

Auch die zarten Blätter des Kohlrabi, in feine Streifen geschnitten, sind Salat und milde Würze.

Kohlrabi ist das ganze Jahr über auf dem Markt, besonders zart ist er im Frühjahr und Sommer.

Der Chou pomme, so heißt er in Frankreich, ist blau-zartlila oder grün. Er sollte nie größer sein als 15 cm, das garantiert den geschmeidigen Biß.

Erntezeit: Mai bis November (bei heimischem Anbau)

Lagerung

Kohlrabi läßt sich gut in einem Sandkistchen verwahren, ansonsten im Gemüsefach. Die Blätter aber sollen umgehend gegessen werden.

Vorbereitung

Ist der Kohlrabi jung, läßt er sich mit der Schale essen. Später kann er, von unten nach oben gezogen, abgepellt werden.

Kräuter:

z.B.: *Liebstöckel, Petersilie, Salbei, Kresse, Kümmel*

Reste vergären: siehe *Milchsäuregärung*

Kohlrabisalat mit Möhrencreme

4 Kohlrabi, geraspelt · 2 kleine Möhren, geraspelt
½ Chinakohl, in Streifen geschnitten · 2 Tassen Roggensprossen
2 Tassen Mungbohnensprossen
2 Tassen Sonnenblumengrün
MÖHRENCREME:
5 Möhren, sehr fein geraspelt
½ Tasse Haselnüsse, fein gehackt · 1 EL Honig
4 EL Sesamöl · 2 Schalotten, fein gerieben
frischer Pfeffer aus der Mühle
200 g Milchsäurevergorenes Ihrer Wahl
Hefeflocken

① Die Salatzutaten auf dem Sonnenblumengrün anrichten.

② Die Zutaten der Möhrencreme durch vorsichtiges Unterein-
anderziehen vermischen.

③ Bei Tisch bedient sich jeder selbst von Möhrencreme, Milchsäurevergorenem und Hefeflocken.

Gefüllte Kohlrabischeiben auf Tomaten

4 kleine Kohlrabi, geschält und ausgehöhlt (Fruchtfleisch zurückbehalten)
250 g Champignons, grob gehackt
3 Schalotten, fein gewürfelt · 1 EL Öl · 1 EL Sherry
1 Tasse Weizensprossen
2 Handvoll Feldsalat · 3 Fleischtomaten, in Scheiben geschnitten
1 Bund Basilikum, gehackt
Sauce Vinaigrette (siehe Seite 68)
½ Tasse Sonnenblumenkerne
200 g Milchsäurevergorenes Ihrer Wahl
Hefeflocken

① Champignons mit dem Kohlrabifruchtfleisch und den Zwiebeln im Mixer pürieren. Die Weizensprossen unterheben, Öl und
Sherry unterrühren. Die Masse in die ausgehöhlten Kohlrabi füllen.

② Die Tomatenscheiben werden auf den Feldsalat gelegt und
mit gehacktem Basilikum bestreut. Die gefüllten Kohlrabi auf die
Tomatenscheiben setzen.

③ Bei Tisch bedient sich jeder selbst von Vinaigrette, Sonnenblumenkernen, Milchsäurevergorenem und Hefeflocken.

Kohlrabi mit Kokossauce

4 mittelgroße Kohlrabi, geraspelt
6 Möhren, in Stifte geschnitten
3 kleine Zucchini, in Stifte geschnitten
1 Porreestange, in Ringe geschnitten
1 Tasse Mungbohnensprossen
2 Tassen Buchweizengrün
SAUCE:
2 Töpfchen Joghurt · ½ Tasse Kokosflocken
1 TL Honig · Saft von ½ Zitrone
½ Tasse gemischter Kräuter, fein gehackt (z. B. Dill, Kresse, Schnittlauch)
Hefeflocken

① Die Salatzutaten auf dem Buchweizengrün verteilen.

② Die Kokos-Sauce bereiten, indem die Zutaten vermischt werden.

③ Bei Tisch bedient sich jeder selbst von Sauce und Hefeflocken.

Kohlrabisalat mit Sesampaste

5 mittelgroße Kohlrabi, geraspelt
3 Stangen Sellerie, in feine Scheite geschnitten
4 Chicorée, in Schiffchen zerteilt
2 kleine Topinambur, geraspelt · 1 Tasse Kichererbsensprossen
1 Tasse Rettichgrün · 2 Tassen Luzernengrün
Leichte Sesampaste (siehe Seite 74)
200 g Milchsäurevergorenes Ihrer Wahl
Hefeflocken

① Die Salatzutaten auf Rettich- und Luzernengrün verteilen.

② Bei Tisch bedient sich jeder selbst von Sesampaste, Milchsäurevergorenem und Hefeflocken.

Kürbis
Riesenkürbis

Cucurbita maxima
Speisekürbis
Cucurbitaceae

Geschichte

Afrika oder Amerika als Herkunftsland — das ist die Frage. In *Peru, Mexiko,* aber auch in *Ostafrika* wurden Reste des Riesenkürbis entdeckt. Die Funde bescheinigen dem Schnellwachsenden eine lange Geschichte und großen Formenreichtum. Kürbispflanzen aus der vorkolumbianischen Zeit behielten ihre Art bis heute. Das alles sagt noch nichts über den Ursprung der heutigen Zuchtformen aus, und beweist nicht, wo seine Heimat ist.

Der indianische Urname »askutasquash« bedeutet übersetzt, »daß etwas roh gegessen wird«. Kürbis, der »Gottesapfel«, ist den Indianern heilig, seine vielen Samenkerne sind Symbol der Fruchtbarkeit.

Im berühmten Kochbuch »De re coquinaria« sind nur Rezepte mit alexandrinischen Kürbissen aufgeführt. Sie galten als hervorragende Delikatesse. Die Früchte wurden gerühmt wie die babylonischen Flaschenkürbisse aus *Marduks* Garten.

Seit dem 16. Jahrhundert wachsen Kürbisse auch bei uns. KAPITÄN COOK war fasziniert von den Riesen, die bis zu 12 Gallonen fassen. Er nahm sie mit nach Europa.

Kürbisse sind in der Lage, längere Zeit im Salzwasser zu treiben. Unversehrt »stranden« sie und säen sich aus.

Sonnentrocken verwendete man seine dichte und widerstandsfähige Schale als Schüssel oder Flasche.

In ägyptischen Gräbern z. B. ist sie Beigabe für die Reise der Toten. Wenn Samenkörner im kleinen getrockneten Kürbis rasseln, ist er Rhythmusinstrument. Das Gemüse gibt den Ton an.

Die Volksheilkunde schätzt den Kürbis. Sein Öl heilt. PLINIUS und COLUMBELLA verschrieben ihn im 1. Jahrhundert n. Chr. bei Darm- und Blasenleiden und gegen Bandwürmer.

Botanik

Botanisch gesehen sind die großblättrigen Rankengewächse Beerenpflanzen. Ihr Fruchtfleisch ist verpackt in eine feste Schale, oft mit netzartiger Riffelung. Es ist gelb bis orange und saftig im Biß.

Aus der Stammform des Urgewächses entwickelten sich eine Vielzahl von Unterarten und Varietäten.

1. Riesen- oder Speisekürbis
2. Zucchini
3. Squash oder Patisson
4. Spaghettikürbis/Rondi

In diesem Buch beschränke ich mich auf Riesenkürbis und Zucchini.

Inhaltsstoffe

Viel Wasser, Kohlehydrate und Eiweiß

Vitamine:	Provitamin A, Vitamine der B-Gruppe, Vitamin C
ätherische Öle:	Calcium, Eisen, Natron, Kieselsäure und Enzyme

Möglicher therapeutischer Nutzen

Die wassertreibende Wirkung des Kürbis entlastet den Körper und reinigt das Blut.

CARPER schreibt, daß etwa 100 g Kürbis, Fruchtfleisch oder Samen schon ausreichen, um möglicherweise das Krebsrisiko zu senken. Weiter sagt sie:

»Noch wichtiger ist, daß vor allem die dunkelgelben Wintersorten an krebsbekämpfenden Karotinoiden besonders reich sind.« Kürbiskerne sind Hausmittel gegen Nieren- und Blasenleiden und ein gelobtes Mittel bei Prostataleiden. Im Orient werden gekaute Kürbiskerne als Abführmittel empfohlen, und auf der ganzen Welt ist bekannt, daß Fruchtfleisch und Kerne den Bandwurm vertreiben.

KÜRBIS ZU TISCH

HILDEGARD VON BINGEN (1098—1179) sagt zum Kürbis:
»Die Kürbisse sind trocken und kalt und wachsen von der Luft und sind für Kranke und Gesunde gut zu essen.«
Kürbis mit seinem hohen Gehalt an Natron und Kiesel nützt

therapeutisch ganz allgemein und ist ein wunderbares Schönheitsmittel.

Die Frucht, lange nur als Futtermittel, Ölfrucht oder dekorativer Ranker geschätzt, erfährt nun eine Renaissance.

Die vielen italienischen und türkischen Geschäfte verwöhnen uns mit einem großen Angebot und machen neugierig.

Zunächst fremd im Geschmack, lernen wir die verschiedenen Würzen zu kombinieren, die sich im sanften Kürbisgeschmack aufschließen und ihren Geschmack entwickeln.

Erntezeit: je nach Sorte und Art:
vom Juli bis zum ersten Frost

Einkauf und Lagerung

Wer Platz hat, sollte den Kürbis in einem Netz aufhängen und kühl lagern.

Der Kürbis kann, wie die Melone, pfund- oder stückweise eingekauft werden. Angeschnittene Stücke können verpackt im Kühlschrank aufbewahrt werden.

Vorbereitung

Ich halbiere die Frucht wie eine Melone und entkerne sie, teile sie dann in Stücke, die handlich genug sind, um den Kürbis reiben zu können. Die Schale wird entfernt.

Die Kerne trockne ich nach dem Waschen und bewahre sie auf. Geschält sind sie eine köstliche Medizin bei allen Harnwegproblemen. Berühmt sind sie in der Heilmedizin bei Prostataleiden.

Kräuter:

z.B.: *Kerbel, Kresse, Dill, Ingwer, Zimt*

Reste vergären: siehe *Milchsäuregärung*

Kürbissalat – Indianer-Art

½ kg Kürbis, in feine Stifte geschnitten
½ Knollensellerie, geraspelt · 1 Tasse Bockshornkleesprossen
1 Tasse Roggensprossen · 2 Tassen Mungbohnensprossen
SAUCE:
6 EL Sonnenblumenöl · 1 Zwiebel, gerieben
1 Hand Rettichgrün, klein geschnitten
Saft von ½ Zitrone · schwarzer Pfeffer, frisch aus der Mühle
½ Tasse Haselnüsse · milchsäurevergorener Kürbis

① Die Salatzutaten getrennt auf einer Schale verteilen.

② Die Saucenzutaten vorsichtig miteinander vermengen.

③ Bei Tisch bedient sich jeder selbst von Sauce, Haselnüssen, milchsäurevergorenem Kürbis und Hefeflocken.

Kürbisschale Theophrast

½ kg Kürbis, mit dem Gurkenhobel gespänt

---

4 kleine Möhren, geraspelt · 2 Äpfel, grob geraspelt

¼ Sellerie, grob geraspelt · 2 kleine rote Bete, gerieben

---

2 Tassen Luzernengrün · ½ Tasse Bockshornkleegrün

SAUCE:

---

3 EL Sonnenblumenöl · 3 EL Walnußöl · 1 TL Honig

Saft von ½ Zitrone · 1 Likörglas Weißwein

½ TL Ingwer, gerieben · ½ TL Fenchelsamen, gestoßen

Zimt nach Belieben · Kardamom nach Belieben

½ Tasse Walnußkerne · milchsäurevergorener Sellerie

Hefeflocken

---

① Die Salatzutaten getrennt auf Luzernen- und Bockshornklee-grün verteilen.

② Die Sauce aus den angegebenen Zutaten mischen.

③ Bei Tisch bedient sich jeder selbst von Sauce, Walnußkernen, milchsäurevergorenem Sellerie und Hefeflocken.

Gefüllter Kürbis

1 kleiner Kürbis, ausgehöhlt (Fruchtfleisch verwahren)
1 kleiner Kopfsalat · 2 rote Paprika, in feine Streifen geschnitten
1 Tasse Kichererbsensprossen
1 Tasse Kokosflocken · 2 Tassen Linsensprossen
SAUCE:
½ Tasse Sesamöl · ½ Tasse Sonnenblumenöl
½ Tasse Cidre oder 4 EL Sake · 1 TL geriebener Ingwer
2 EL Bockshornkleesprossen
200 g Milchsäurevergorenes Ihrer Wahl
Hefeflocken

① Kürbiskerne und Fasern entfernen und das verbleibende Fruchtfleisch reiben.

② Den Kürbis mit den Salatblättern auslegen und die Gemüsezutaten darauf verteilen.

③ Die Sauce bereiten.

④ Bei Tisch bedient sich jeder selbst von Sauce, Milchsäurevergorenem und Hefeflocken.

Variante:

Anstelle der Linsensprossen: Bockshornkleesprossen
    oder Kresse
    oder Sonnenblumengrün
    oder Rettichgrün

Mangold

auch genannt:
Schnittmangold, Beißkohl, Stengelmangold,
Rippenmangold, Römischer Kohl

Beta vulgaris ssp. vulgaris var. vulgaris
Gänsefußgewächse
Chenopodiaceae

Geschichte

Zunächst geht's in die Ferne. Mangold kommt vom Mittelmeer,
aus den Steppen und Wüsten Vorder- und Mittelasiens.
Der dekorative Mangold ist tiefgrün, und seine fleischigen, glänzenden Blätter haben, je nach Sorte, rotviolette, weiße oder hell-
grüne Rippen.
COLUMELLA gibt Anleitung zu ihrer Kultivierung:
»Dann wird auch der Mangold, grün das Blatt, der Stengel weiß,
mit der eisernen Spitze des Setzholzes in die fette Erde gedrückt.«
Ob Stiel oder Kraut, Mangold ist ein wunderbares Blattgemüse
und ein Rohkostsalat mit höchstem Chlorophyllanteil.

Botanik

Mangold ist von gleicher Art wie die Bete. Er bildet keine Knolle,
sondern ausgeprägt schöne schildartige Blätter.
Die Pflanze ist zweijährig. Sie kann im ersten Jahr geschnitten
werden und wächst üppig nach, wenn die Herzblätter stehenblei-
ben. Wer einen Garten hat, sei ermuntert, Mangold auszusäen. Er
wird ihn lieben.

Inhaltsstoffe

Sehr einweißreich

Vitamine:	Provitamin A, B$_1$, B$_2$ und C
Mineralien:	Phosphor, Kalium, Calcium, Magnesium, Eisen, Jod
	und Enzyme

Möglicher therapeutischer Nutzen

Mangold war immer Heilpflanze. Er hilft bei Darmträgheit und dämpft Erregung und Nervosität.

MANGOLD ZU TISCH

Der Kenner weiß: Wenn man Mangold kocht, verfällt sein beglückendes Grün ins Grau.
Für Kinder in der Wachstumszeit und werdende Mütter ist er ein Elixier.
Mangold wird oft mit Spinat verwechselt. Er entspricht ihm im Nährwert, hat jedoch keine Oxalsäure.
Mir schmeckt sein nussiges Grün!

Erntezeit: je nach Sorte Juni bis Oktober

Lagerung

Ob rot- oder weißstielig, Mangold sollte schnell verspeist werden, da sein Vitamin-C-Gehalt verwelkt.

Vorbereitung

Das gewaschene einzelne Blatt wird zusammengerollt und in feine »Fäden« geschnitten. Wenn Stiel und Rippe besonders fleischig sind, können sie herausgetrennt vom Grün in Streifen geschnitten werden.

Kräuter:

z.B.:   *Schnittlauch, Kresse*

Reste vergären: siehe *Milchsäuregärung*

Mangold mit Tofu-Vinaigrette

---

8 Blätter Mangold, gerollt und geschnitten

---

4 Topinambur, gerieben · 2 Kohlrabi, gerieben

---

1 Tasse Kichererbsensprossen · 2 Tassen Linsensprossen

---

2 Tassen Luzernengrün

Sauce Vinaigrette (siehe Seite 68) · 250 g Tofu

½ Tasse Walnüsse, gehackt · milchsäurevergorene Kichererbsen

Hefeflocken

---

① Die Salatzutaten auf dem Luzernengrün verteilen.

② Die Sauce Vinaigrette zubereiten und Tofu hineinbröckeln.

③ Bei Tisch bedient sich jeder selbst von Tofu-Vinaigrette, Walnüssen, milchsäurevergorenen Kichererbsen und Hefeflocken.

Variante:

Die Walnüsse durch Sesampaste (siehe Seite 74) ersetzen.

Mangold in Joghurt

---

6 Blätter Mangold, gerollt und geschnitten

---

4 Fleischtomaten, gehäutet und in Scheiben geschnitten

¼ Sellerie, gerieben · 2 rote Paprika, in Kuben geschnitten

---

2 Tassen Luzernengrün · 2 Tassen Rettichgrün

Joghurt-Sahne-Sauce mit Zitrone (siehe Seite 69)

---

8 Walnußhälften · 200 g Milchsäurevergorenes Ihrer Wahl

Hefeflocken

---

① Die Salatzutaten auf dem Grün verteilen.

② Bei Tisch bedient sich jeder selbst von Joghurt-Sahne-Sauce mit Zitrone, Walnußkernen, Milchsäurevergorenem und Hefeflocken.

Variante:

Anstelle der Walnußhälften: Mandelpaste

Mangold-Nuß-Salat

6 Blätter Mangold, gerollt und geschnitten
250 g Champignons, geputzt und geviertelt
4 kleine Möhren, gerieben
3 Selleriestangen, in Halbmonde geschnitten
2 Zucchini, in Scheiben geschnitten
2 Tassen Mungbohnensprossen
Sauce Vinaigrette (siehe Seite 68)
½ Tasse Pinienkerne · ½ Tasse Sonnenblumenkerne
1 Tasse Kresse · milchsäurevergorene Pilze
Hefeflocken

① Die Salatzutaten auf einem Teller verteilen.

② Bei Tisch bedient sich jeder selbst von Sauce Vinaigrette, Pinienkernen, Sonnenblumenkernen, milchsäurevergorenen Pilzen und Hefeflocken. Die Kresse wird auf den Salat gestreut.

Variante:

Anstelle der Pinienkerne: ½ Tasse Rosinen oder ½ Tasse Kürbiskerne

Mangold mit Mayonnaise

8 Blätter Mangold, gerollt und geschnitten
4 Möhren, gerieben · 1 Rettich, in Scheiben geschnitten
½ Blumenkohl, fein geraspelt · 2 Tassen Linsensprossen
2 Tassen Leinsamengrün
Mayonnaise (siehe Seite 69)
½ Tasse Pinienkerne · milchsäurevergorene Zucchini
Hefeflocken

① Die Salatzutaten auf dem Leinsamengrün verteilen.

② Bei Tisch bedient sich jeder selbst von Mayonnaise, Pinienkernen, milchsäurevergorenen Zucchini und Hefeflocken.

Variante:

Anstelle der Mayonnaise: Vinaigrette; der Senf wird durch 1½ TL Miso ersetzt.

Meeresgemüse
Algen

Geschichte

Wußten Sie, daß Algen die ersten Organismen unseres Planeten waren? Im Meer liegt der Ursprung des Lebens.

Von alters her machten Menschen am Meer aus Algen ihre Mahlzeiten. Die *Azteken* trockneten das Gemüse und buken es zu einem Kuchen. Die Algen nahmen Käsegeschmack an.

Seltene Algen waren begehrte Delikatessen.

Den *Indios* sagt man nach, daß sie eine besonders außergewöhnliche Sorte ernteten.

Auf den Märkten von *Südwales* wird heute noch »Laverbrot« angeboten. Das Rezept geht auf Kelten und Wikinger zurück.

Der Weltmarkt hat sich geöffnet: *Korea,* die *USA, Großbritannien,* überall sind Algen gefragt. *Japaner* essen im Jahr pro Kopf 96 Blätter Nori.

In Europa hat sich die Alge durch die Hintertür Zutritt verschafft: Die Nahrungsmittelindustrie verwendet sie als Zusatz. Sowohl die Schaumkrone des Bieres als auch die Beschaffenheit von Speiseeis, hängen von Algenextrakten ab.

Ich gehe den direkten Weg.

Heute ist mir der ungewöhnliche Geschmack eine Bereicherung.

Jeder, der den Fischgeschmack und seine Gesundheit liebt, gewinnt durch die Lagerfähigkeit ein Stück Autonomie.

Algen hatten zuweilen einen schlechten Ruf. Sie galten als Quecksilbersammler. Amerika stoppte die Einfuhr japanischer Algen. In Europa entwickelte sich ein Gegenmarkt, besonders auf der Ile de Seine in Nordwestfrankreich. Köstlichkeiten aus reinen Gewässern; die Franzosen verbürgen sich für Qualität.

Es gibt außerdem Versuche, Algen in Tanks zu züchten, um Ressourcen für die zunehmende Weltbevölkerung zu entwickeln.

In der Volksmedizin wird Seetang bei Bronchitis und Asthma, bei Magengeschwüren und Verstopfung angewendet. Es heißt, Seetang reinige das Blut und stärke das Immunsystem. In *China* wurde einst die Braunalge gegen Krebs verschrieben.

Botanik

Die Zahl der erforschten Algen liegt bei 5000. Wissenschaftler gehen aber davon aus, daß es weitaus mehr unbekannte Arten von Algen gibt, wie etwa auch bei Pilzen.

Die Verwandtschaft mit Pilzen zeigt sich auch darin, daß Algen zu den sogenannten »Lagerpflanzen« gehören, d.h.: Blatt, Stamm und Wurzel haben gleiche Gestalt.

Mit Hilfe des Sonnenlichts verwandeln Algen organische Verbindungen zu Chlorophyll. Neben dem grünen aber tragen sie rote, gelbe und braune Farbstoffe, die oft unter dem Grün versteckt sind.

Trotz ihrer einfachen Natur entfalten sich diese Meerespflanzen in einer Vielfalt von Formen, und in verschiedenen Gewässern haben sie unterschiedlichen Geschmack.

Die würzige purpurrote Dulse hat Mineralgeschmack. Kombu zeigt sich von raffinierter Süße, und Nori hat hervorstechenden Fischgeschmack. Die vielgliedrigen »Schnüre« der schwarzen Hiziki sind extrem aromatisch, für Europäer eine Gemüsewürze. Und schließlich Agar-Agar, die hochwertige Alge mit neutralem Geschmack, wird als weißes Pulver verkauft.

Inhaltsstoffe

20% Eiweiß, je nach Sorte, wenig Fett, hoher Chlorophyllgehalt

Vitamine:	A, B, darunter Spuren von B_{12}, C, D3, E und K
Mineralien:	Calcium, Chlor, Chrom, Eisen, Fluor, Jod, Kalium, Kobalt, Kupfer, Magnesium, Mangan, Natrium, Phosphor, Schwefel, Selen und Zink

Meeresgemüse enthält, verglichen mit Landgemüse, 10—20% mehr Mineralstoffe.

Möglicher therapeutischer Nutzen

Der japanische Wissenschaftler DR. ICHIRO YAMAMOTO von der Kitasato-Universität in Kanagawa und Forscher der American Health Foundation belegt die krebsbekämpfende Wirkung von Algen.

Wissenschaftler der John A. Burns School of Medicine an der Hawaii-Universität in Honolulu stellten fest, daß Seetangsubstanzen Immunzellen aktivieren und Erfolge in Prophylaxe und Bekämpfung von Krebs versprechen (CARPER).

Bekannt ist, daß Algen vorbeugend wirken bei Kropfbildung und vergrößerter Schilddrüse.

Algen mit ihrem Quell- und Sorptionsvermögen entziehen dem Körper Fett und Schleim.

Neuerdings verwendet die Kosmetik Algenextrakte erfolgreich gegen Cellulitis.

MEERESGEMÜSE/ALGEN

Obwohl Algen eingeweicht gekocht werden, liefern sie hochwertiges Eiweiß, Chlorophyll und Mineralien für die Rohkostküche.

Einkauf und Lagerung

Algen werden in Naturkostläden und Reformhäusern getrocknet angeboten, Dulse und Kelp z. B. in Blattform. Getrocknet halten sich Algen unbegrenzt. Um das Aroma zu schützen, sollten sie in verschlossenen Dosen verwahrt werden. Falls sie feucht werden, kann man sie bei milder Wärme in der Backröhre wieder trocknen.

Bei Temperaturwechsel können an der Oberfläche weiße Salzkristalle aufblühen.

Vorbereitung

Algen waschen, je nach Struktur unter fließendem Wasser oder mit einem feuchten Tuch abreiben. Genaue Anweisungen liegen den jeweiligen Sorten bei.

Hizikialgen vergrößern beim Quellen ihr Volumen um ein Fünffaches. Die hauchdünnen Nori-Blätter werden nicht gekocht. Alle anderen Algen werden nach der Quellung gegart, auch in der Rohkostküche.

Nori

Inhaltsstoffe: Eiweiß

Vitamine: sehr viel A, aber auch B_1 und C

»Nori« ist der japanische Name für die *Porphyra,* lat. für Rotalge. Sie ist eine der eiweißhaltigsten Algen und dafür bekannt, den Cholesterinspiegel zu senken.
Nori wird in hauchdünner Blattform verkauft. Sie wird mit der Schere in feine Streifen geschnitten und über die Salate gestreut. Es gibt verschiedene Nori-Arten.
Ich empfehle das »Purpurblatt Nori«.

Kombu

Die dicke, dunkle Alge ist im wesentlichen eine Kochzutat bzw. stellt den mineralhaltigen Fond Dashi (siehe Seite 83).
Kombu ist extrem jodhaltig und gilt als Heilmittel gegen Dickdarmentzündungen.

Hiziki

Die schwarze Alge mit der korallenähnlichen Gestalt hat einen sehr intensiven Geschmack. 100 g haben 1400 mg Calcium.
Hizikis müssen sehr, sehr gründlich gewaschen werden. Sie sind in ihren feinen Ästelungen sandig. Sie werden 10 Minuten eingeweicht, schließlich sautiert und nachgedünstet.
Wer Hiziki kochen möchte: Bei sanfter Hitze eine halbe Stunde lang.

Agar-Agar

Das weiße Algenpulver ist das beste pflanzliche Geliermittel: extrem nahrhaft, ein wichtiges Magentherapeutikum.

Im Grundrezeptteil finden Sie eine Gemüsesülze, angerührt mit Agar-Agar. Für den Magenempfindlichen empfehle ich, Mayonnaise, Saucen und Pürees mit Agar-Agar zu binden.

Kelp

Das große Algenblatt ist eines der nährstoffreichsten Nahrungsmittel, die es gibt. Es enthält viele Mineralien und Spurenelemente in perfekter Ausgewogenheit, ist jedoch, wenn überhaupt, nur in Blattform erhältlich.

Früher war Kelp in pulverisierter Form eine ausgezeichnete Alternative für Salz.

Meerrettich

auch genannt:
Kren, Meerrettig, Mährrettich, Maressig, Grä, Grien, Mirch

Armoracia rusticana
Kreuzblütler
Cruciferae

Geschichte

Rettich des Meeres? Mer-redik ..., in jedem Fall steckt das Wort Raphanus (die Wurzel) im Namen. Der Gedanke liegt nahe, daß nicht das Meer, sondern die Mähre, das Pferd, gemeint ist.

Das schwarzschalige Gemüse ist weltweit bekannt. Es stammt aus den Steppen der östlichen *Sowjetunion* und aus der *Ukraine*. In der *Tschechoslowakei* hat die Meerrettichkultur große Tradition.

Meerrettich, der oft verwildert an Gewässern und feuchten Standorten auf der ganzen Erde wächst, wurde durch Auslese und Züchtung eine in der Struktur feinfaserige, aber höchst scharfe Pflanze.

In Deutschland ist diese Heil- und Gemüsepflanze seit dem 12. Jahrhundert bekannt und mit ihrem charakteristischen Geschmack eine medizinische Würze.
Die Küche kennt Meerrettich als Konservierungsmittel und in der Volksmedizin ist er wegen seiner Heilkraft geschätzt.

Botanik

Das Rhizom, die Meerrettichwurzel, bildet die Staude im zweiten Jahr. Die tief in die Erde reichende »Stange« ist ca. 50 cm lang, spindel- und walzenförmig.

Inhaltsstoffe

Kohlehydrate, Eiweiß, Fett

Vitamine: Provitamin A, B_1, B_2, Niacin, sehr viel C

Mineralien: Calcium, Kalium, Phosphor, Eisen

ätherische Öle: Senföle
antibiotische, antibakterielle Wirkstoffe
und Enzyme

Möglicher therapeutischer Nutzen

Der hohe Gehalt an schwefelhaltigen ätherischen Ölen macht den Meerrettich zu einer erstklassigen Heilpflanze. Er regt den Appetit an, fördert den Kreislauf und die Durchblutung.
Seine Heilstoffe, die sich aus den Senfölen freisetzen, senken den Blutdruck.
In Säften verdünnt, hilft er bei Darmstörungen, Katarrh und Würmern.
In der Naturheilkunde wird geriebener Meerrettich auch für schmerzlindernde Umschläge genutzt (Rheuma und Zahnschmerz).

Der scharfe Kreuzblütler regt die Magensekretion und die Verdauung an. Das berühmte Meerrettichpflaster lindert bei rheumatischen Beschwerden.

Äußerlich angewendet, leitet der Meerrettich ab.

Alte Rezepte empfehlen, Meerrettich unter die Füße zu binden, eine Nacht rechts, eine Nacht links. Das zieht nicht nur den Schmerz aus den Füßen, sondern durchblutet auch ganz allgemein.

MEERRETTICH ZU TISCH

Meerrettich ist die eindringlichste Würze überhaupt. Zu milchsäurevergorenen Gemüsen ist er pikant und raffiniert; seine ätherischen Öle wirken konservierend.

Erntezeit: Oktober und November

Lagerung

Meerrettich wird am besten in Sandkistchen gelagert oder, fest in Stanniol verschlossen, im Kühlschrank.

Vorbereitung

Immer nur so viel schälen und reiben, wie gerade gebraucht wird; seine ätherischen Öle verflüchtigen sich schnell.

Meerrettich ist Würze zu:

Gemüse und Fruchtpürees,
Tofu, Quark, Joghurt, Sahne,
Mayonnaise, Vinaigrette

Meerrettich vergären: siehe *Milchsäuregärung*

Möhre

auch genannt:
Karotte, gelbe Rübe, Wurzel, Mohrrübe, More,
Feldrübli

Daucus carota ssp. sativus
Doldenblütler
Umbelliferae

Geschichte

Über Kleinasien kam die Möhre in die Mittelmeerländer und im
13. Jahrhundert nach Nordeuropa.

Ihr Ursprungsland (sagte der holländische »Möhrenspezialist«
O. BANGE 1962) ist *Afghanistan.*

Sie wurde in den königlichen Gärten des Herrschers MARDUK APLA
IDDINA entdeckt. Dort stand sie als Wildform in den Beeten
wohlriechender Kräuter wie Anis, Kümmel, Sellerie, Kerbel,
Fenchel und Petersilie; die Möhre ist als Doldenblütler in dufti-
ger Gesellschaft.

Der frühe Gesundheitslehrer DIOKLES (340–260 v. Chr.) lobte die
gelbe Wurzel wegen ihrer medizinischen Qualität und als gute
Speise genauso wie DIOSKURIDES und COLUMELLA im 1. Jahrhundert n. Chr.

Sie galt als Heilmittel bei Nervosität, Wassersucht und Hautkrankheiten.

In Rom war das Möhrenkraut Delikatesse und nur der Gesellschaft der Feinschmecker bekannt.

Aphrodisiakum! Möhrengerichte en masse ließ CALIGULA auftri-
schen, in der Hoffnung, sein Gastmahl würde in eine Orgie auf-
gehen!

Möhrensamen wurden in Schweizer Pfahlbauten gefunden, sie
waren 2000 Jahre alt.

Die fleischig-süßlich schmeckende Möhre gehört heute zu den
wichtigsten Pflanzen in der Weltwirtschaft. Laut FAO steht das
Gemüse an dritter Stelle mit einer Ernte von 10,6 Millionen Tonnen jährlich.

Botanik

Die zweijährige Möhre bildet eine Rosette mehrfach gefiederter Blätter und eine feste, fleischige Wurzel.

Im zweiten Jahr wächst sie bis zu 160 cm Höhe heran. Auf gerillten, verzweigten Stengeln bilden sich zarte Dolden mit weißcremefarbigen Blütchen.

Die Wurzel kann rund, kegelförmig, kurz oder lang sein.

Die rundlichen, stumpfen Sorten werden Karotten genannt, die ganz zarten, kleinen Möhren des Frühjahrs heißen — wie könnte es anders sein — »Mini-Möhren«.

Inhaltsstoffe

Kohlehydrate, Eiweiß, Lezithin, Glutamin, wenig Fett

Vitamine:	vor allem Carotin = Provitamin A, B_1, B_2, C, E
Mineralien:	Kalium, Calcium, Eisen
	ätherische Öle
	und Enzyme

Die Möhre hat einen hohen Carotin-Gehalt, aus dem sich im Körper, in Verbindung mit Fett, Vitamin A bildet. Sie steht damit in Konkurrenz zu den Blättern des Kohlrabi.

Als 1831 das Provitamin A entdeckt wurde, wußte man nichts vom Vitamingehalt der Kohlrabiblätter. So benannte man ganz selbstverständlich das Provitamin, in Anlehnung an die Carotta (Möhre), mit »Carotin«.

Möglicher therapeutischer Nutzen

Carotin stärkt die Sehkraft und reinigt das Blut. Möhren wirken harntreibend, blutbildend, antibakteriell und steigern die Abwehrkräfte.

Möhren sind besonders gut verdaulich und auch als Schonkost geeignet. Dies geht besonders auf den hohen Pektingehalt zurück. Pektine quellen im Verdauungstrakt schleimartig auf und wirken dadurch schützend und beruhigend.

In der Babynahrung gelten Möhren wegen ihrer guten Zusammenstellung als ideal.

Bei Kindern sind rohe Möhren von alters her bekannt gegen Spul- und Madenwürmer.

JEAN CARPER schreibt, daß rohe Möhren das Cholesterin senken und Verstopfung vorbeugen.

Wer den bestmöglichen Schutz vor Krebs erreichen will, sollte einen Teil der Möhren kochen.

Vorsicht, daß Sie nicht das kostbare Betacarotin verkochen, denn dies ist Schutz vor Bauchspeicheldrüsenkrebs (nach CARPER). Die Möhre entwässert und senkt den Blutdruck.

Möhrensaft, ob mit Apfel oder Bete gemischt, ist ein wahrhaftiger Helfer bei Sodbrennen oder Erkrankungen der Atemwege. Als Vitaminelixier zur Vorbeugung oder als Tagestherapie bei Grippe ist Möhrensaft ein kleines Wunder. Er ist heilsam für Magen-, Darm- und Gallenkranke. Bei Entschlackungskuren und Nierenschäden ist Karottensaft wohl bekömmlich, denn er saugt überschüssige Magensäure auf.

Pressen Sie Karotten aus, aber nicht mehr, als Sie essen werden. Speicheln Sie den Saft gründlich ein, und trinken Sie ihn in kleinen Schlucken.

Karottensaft läßt sich hervorragend mit

- Rote-Bete- und Gurkensaft,
- Selleriesaft und
- Kohlsaft

mischen. Verfeinern Sie mit Gewürzen Ihrer Wahl.

Das Provitamin A der Möhre gehört zu den fettlöslichen Vitaminen, d. h., um sich im Körper zu Vitamin A zu entfalten, muß es mit ein wenig Fett gegessen werden.

MÖHRE ZU TISCH

Im Frühjahr, wenn die ersten Möhren mit ihrem zarten Grün auf dem Markt sind, werden sie roh gegessen mit einer Tunke. Das frische Möhrengrün ist, wie Petersilie, Würze.
Wer Möhren knabbert — gut gekaut und eingespeichelt —, wird feststellen, daß kein Gemüse nachhaltiger sättigt.

Erntezeit: Frische Möhren: Juli bis Oktober
Lagermöhren: September bis Oktober

Einkauf und Lagerung

Möhren kaufe ich am liebsten in Bündeln und achte auf die unbeschädigten Spitzen. Schon durch kleine Verletzungen verlieren Karotten (wie auch jedes andere Gemüse) an Frische und Vitaminen. Möhren in Plastiktüten sollte man umgehend auspakken.
Altes Gemüse ist üblicherweise spröde, und kleine, weiße Wurzeln schlagen aus.
Möhren halten sich viele Wochen im kühlen Sandbett.

Vorbereitung

Die Möhren werden unter fließendem Wasser gebürstet. Wichtig ist, sie nicht zu schälen!

Kräuter:

z.B.:   *Dill, Petersilie, Thymian, Salbei, Kerbel, Bockshornklee*

Reste vergären: siehe *Milchsäuregärung*

Möhren süß-sauer

8 Möhren, geraspelt · ¼ Blumenkohl, fein geraspelt
2 Stangen Porree, in feine Ringe geschnitten
2 Stangensellerie, in feine Ringe geschnitten
2 Tassen Mungbohnensprossen
2 Tassen Sonnenblumengrün
SAUCE:
¼ Tasse Sonnenblumenöl · 4 EL Perlzwiebeln, eingelegt
2 EL Sultaninen, geweicht · 1 Knoblauchzehe, gepreßt
Saft von 1 Zitrone · eine Spur Honig · ½ TL Curry
Hefeflocken
½ Tasse Cashewnüsse · 200 g Milchsäurevergorenes Ihrer Wahl

① Die Salatzutaten auf dem Sonnenblumengrün verteilen.

② Die Zutaten der Sauce werden miteinander vermischt.

③ Bei Tisch bedient sich jeder selbst von Sauce, Cashewnüssen, Milchsäurevergorenem und zusätzlichen Hefeflocken.

Variante:

Anstelle Sonnenblumengrün: 2 Handvoll Feldsalat

Möhrensalat
mit sättigender Spinatcreme

---

8 Möhren, geraspelt

250 g Champignons, in Scheiben geschnitten

3 Broccolistangen, geraspelt · 1 Tasse Kichererbsensprossen

2 Tassen Luzernengrün

Sauce:

1 kg Spinat, geteilt · 2 Avocados, entkernt und ausgehöhlt

3 EL Parmesan · 1 Töpfchen Joghurt · Saft von 1 Zitrone

Pfeffer, frisch aus der Mühle

¹/₂ Tasse Pinienkerne · 100 g Milchsäurevergorenes Ihrer Wahl

Hefeflocken

---

① Die Salatzutaten getrennt auf dem Luzernengrün verteilen.

② Die Sauce bereiten, indem, mit Zitronensaft und Joghurt beginnend, die Zutaten püriert werden.

③ Bei Tisch bedient sich jeder selbst von Spinatcreme, Pinienkernen, Milchsäurevergorenem und zusätzlichen Hefeflocken.

Variante:
Anstelle des Spinats: Kopfsalat

Möhren mit Zucchinisauce

---

8 Möhren, in Scheiben geschnitten · 1 Rettich, gerieben

3 rote Bete, geraspelt · 1 Bund Radieschen, in Scheiben geschnitten

Salatblätter eines grünen Salates Ihrer Wahl

1 Tasse Buchweizengrün

Joghurt-Sahne-Sauce mit Zitrone (siehe Seite 69)

1 Zucchini, gerieben

¼ Tasse Kürbiskerne · 200 g Milchsäurevergorenes Ihrer Wahl

Hefeflocken

---

① Die Salatzutaten auf den Salatblättern und dem Buchweizengrün verteilen.

② Die Joghurt-Sahne-Sauce mit Zitrone mit der geriebener Zucchini vermischen.

③ Bei Tisch bedient sich jeder selbst von Zucchinisauce, Kürbiskernen, Milchsäurevergorenem und Hefeflocken.

Möhrensalat mit Aioli

---

8 große Möhren, fein geraspelt

3 Stangen Sellerie, in Halbmonde geschnitten

2 Tassen Mungbohnensprossen · 2 Tassen Linsensprossen

grüne Salatblätter der Saison · ¼ Tasse Kresse

Aioli (siehe Seite 70)

¼ Tasse Kürbiskerne · milchsäurevergorene Pilze

Hefeflocken

---

① Die Salatzutaten auf den Salatblättern und der Kresse verteilen.

② Bei Tisch bedient sich jeder selbst von Aioli, Kürbiskernen, milchsäurevergorenen Pilzen und Hefeflocken.

Möhren mit Sauerkrautsalat

6 Möhren, gestiftelt · 500 g Sauerkraut
4 Topinambur, gerieben · 2 Zwiebeln, in Kuben geschnitten
1 Tasse Linsensprossen
1 Tasse Kresse
Sauce Vinaigrette (siehe Seite 68) gewürzt mit frischen Kräutern
½ Tasse Mandeln, halbiert
200 g Milchsäurevergorenes Ihrer Wahl
Hefeflocken

① Die Salatzutaten auf der Kresse verteilen.

② Die Sauce Vinaigrette wird mit den Kräutern vermischt.

③ Bei Tisch bedient sich jeder selbst von Kräutervinaigrette, halbierten Mandeln, Milchsäurevergorenem und Hefeflocken.

Möhrensalat mit Petersiliensauce

8—10 Möhren, fein geraspelt · 3 Stangen Sellerie
2 saure Äpfel, in Scheiben geschnitten
2 Tassen Mungbohnensprossen
einige Blätter Freilandsalat · 2 Tassen Luzernengrün
Joghurt-Sahne-Sauce mit Zitrone (siehe Seite 69)
1 Tasse Petersilie, fein gehackt · 4 EL Parmesan
½ Tasse Haselnüsse · milchsäurevergorene rote Bete
Hefeflocken

① Die Salatzutaten auf Freilandsalat und Luzerne verteilen.

② Die Joghurt-Sahne-Sauce mit Zitrone wird mit der Petersilie vermischt, der frisch geriebene Parmesan eingerührt.

③ Bei Tisch bedient sich jeder selbst von Petersiliensauce, Haselnüssen, milchsäurevergorenen roten Beten und Hefeflocken.

Variante:

Anstelle des Freilandsalates: Spinatblätter

Möhrensalat mit Schwarzwurzeln

6 mittelgroße Möhren, geraspelt
3 Stangen Schwarzwurzeln, gerieben · ½ Blumenkohl, geraspelt
2 Tassen Mungbohnensprossen
3 Radicchio
Pesto (siehe Seite 146)
½ Tasse Kürbiskerne · milchsäurevergorener Sellerie
Hefeflocken

① Die Salatzutaten werden auf dem Radicchio verteilt.

② Bei Tisch bedient sich jeder selbst von Pesto, Kürbiskernen, milchsäurevergorenem Sellerie und Hefeflocken.

Variante:

Anstelle des Blumenkohls: 2 geraspelte Broccoli

Möhrensalat mit Gemüsezwiebeln

6 mittelgroße Möhren, in Stifte geschnitten
3 Gemüsezwiebeln, in feine Kuben geschnitten
1 Tasse Leinsamensprossen · ½ Tasse Bockshornkleesprossen
Radicchioblätter
Kokospaste (siehe Seite 72)
200 g Milchsäurevergorenes Ihrer Wahl
Hefeflocken

① Auf den Radicchioblättern, den Leinsamen- und den Bockshornkleesprossen werden die Salatzutaten getrennt angerichtet.

② Bei Tisch bedient sich jeder selbst von Kokospaste, Milchsäurevergorenem und Hefeflocken.

Variante:

Anstelle der Kokospaste: Tofupaste pikant

Paprika
Gemüsepaprika

auch genannt:
Spanischer Pfeffer, Süßpaprika

Capsicum annum
Nachtschattengewächs
Solanaceae

Geschichte

Das Wort »Pfeffer« klingt in allen Ableitungen des ursprünglich aus dem Griechischen stammenden »peperi« und seiner Weiterbildung »papar«. Auch im Serbischen heißt Paprika »Pfeffer«.
Paprika, auch Peperoni genannt, stammt aus den tropischen und subtropischen Gebieten Südamerikas.
Nach der Entdeckung durch KOLUMBUS machten in Europa Gerüchte die Runde über ein scharf-süßes Gewürz. Es war der Paprika, das Nachtschattengewächs.
Im 16. Jahrhundert wurde er in Europa eingeführt. Doch es sollte bis zum 2. Weltkrieg dauern, bis das Fruchtgemüse sich etablierte.
Heute ist der Exote fast ein deutsches Gemüse geworden. Paprika ist über seine Erntezeit hinaus immer in den Regalen. Er wird in Treibhäusern angebaut.
Der Gewürzpaprika gilt auf der ganzen Welt als Aphrodisiakum und lebensverlängernde Medizin.
In Südamerika wird er gegen Darmparasiten verabreicht. Bei Zahnschmerzen legt man einen Wattebausch auf, der mit Öl des Paprikaextraktes getränkt ist.

Botanik

Paprika ist einjährig. Er wächst zu einem krautigen Busch von 30 bis 80 cm Höhe heran.

Botanisch gesehen ist er eine Beeren- und keine Schotenpflanze. Die etwa faustgroßen Früchte haben eine glänzende, feste Haut und glühen in Rot, Gelb und Violett. Es gibt sogar schwarze und weiße Früchte. Die grünen sind immer unreif.

Es sind drei Arten zu unterscheiden:

Gemüsepaprika   rot, grün, gelb, mild im Geschmack;
der grüne, nicht ausgereifte Paprika enthält von allen Gemüsesorten das meiste Vitamin C;
in den reifen gelben und roten Früchten steigt der Provitamin-A-Gehalt bis zum Zehnfachen.

Tomatenpaprika   ist der Tomate ähnlich, schmeckt süß.

Gewürzpaprika   (Pfefferschoten, Peperoni) grün, gelb, rot, extrem stark im Geschmack;
seine Schärfe bekommt die Würze durch den hohen Capsaicin-Gehalt;
frische Schoten dienen als Basis für Tabasco-Saucen und Sambal; die getrockneten Schoten werden gemahlen und sind im Handel als Cayennepfeffer erhältlich.

Inhaltsstoffe

Eiweiß, Kohlehydrate

Vitamine: Provitamin A, B_1, B_2, extrem viel C und P

Mineralien: Kalium, Calcium, Phosphor

ätherische Öle: Capsaicin, ein Alkaloid (in den Scheidewänden und in den Kernen), das ätherische Öl, das die Schärfe des Gemüses ausmacht

und Enzyme

Der ungarische Nobelpreisträger PROF. DR. SZENT-GYÖRGYI von der Szegediner Universität entdeckte 1932 das Vitamin C und vier Jahre später das nach dem Paprika benannte Vitamin P.

Während z. B. Zitronensaft auf 100 g Frischgewicht 40—50 mg Vitamin C enthält, wurden bei Paprika zwischen 200 und 300 mg nachgewiesen.

Selbst bei getrockneten Früchten wurden nach drei Monaten noch die gleichen Werte des Vitamin-C-Gehaltes gemessen.

Möglicher therapeutischer Nutzen

Das seltene Vitamin P normalisiert und reguliert die Durchlässigkeit der Blutgefäße. Es steuert den Blutdruck, regt den Kreislauf an und beugt vor.

Gemüsepaprika belebt den Appetit. Er regelt die Verdauung, wirkt harntreibend und desinfizierend.

Besonders Gewürzpaprika mit seinem hohen Capsaicinanteil heilt. Die Wissenschaft stellt die schmerzstillende Wirkung heraus. Gewürzpaprika hat gerinnsellösende Substanz und kann den Cholesterinspiegel senken.

Laut DR. ZIMENT, einem amerikanischen Lungenexperten, regt er die Bronchialzellen an, Flüssigkeit freizusetzen. Die Ausscheidung wird angeregt. (CARPER)

Die Pharmaindustrie hat sich inzwischen das Capsaicin zunutze gemacht. Wie im bekannten Capsicum-Pflaster wird der Grundstoff in Salben und medizinische Watten gemischt. Capsaicin hilft bei Rheuma, Hexenschuß, aber auch bei Rücken-, Gliederschmerzen und Sportverletzungen.

PAPRIKA ZU TISCH

Seit jeher werden scharfe Speisen gegen Erkältungskrankheiten empfohlen.

Dem Kalten soll man etwas »Heißes« entgegensetzen. In der traditionellen asiatischen Medizin stellt sich Gesundheit wieder her durch den Ausgleich der Gegensätze.

Erntezeit: August bis Oktober

Lagerung

Paprika läßt sich bis zu 5 Tage im Kühlschrank lagern.
Gewürzpaprika hat weniger Flüssigkeit und hält entsprechend länger.

Vorbereitung

Paprika waschen, halbieren und schneiden.
Wer die Schärfe nicht scheut, mag einen Teil der Trennwände und Kerne als Würze nutzen. Hier sitzt nämlich der Scharfmacher Capsaicin.

Kräuter:

z.B.: *Minze, Salbei, Thymian, Rosmarin*

Reste vergären: siehe *Milchsäuregärung*

Paprikasalat mit Aioli

2 grüne, 2 gelbe und 2 rote Paprika, in feine Streifen geschnitten
250 g Champignons, in Scheiben geschnitten
2 Möhren, geraspelt
1 Zucchini, in halbe Scheiben geschnitten
2 Tassen Roggensprossen
1 römischer Salat · 2 Tassen Luzernengrün
Aioli (siehe Seite 70)
¼ Tasse Mandeln, halbiert · ¼ Tasse schwarze Oliven
200 g Milchsäurevergorenes Ihrer Wahl
Hefeflocken

① Die Gemüsezutaten auf Salatblättern und Luzernengrün verteilen.

② Bei Tisch bedient sich jeder selbst von Aioli, Mandeln, Oliven, Milchsäurevergorenem und Hefeflocken.

Variante:
Einen Teil der Aioli durch Joghurt ersetzen.

Bulgarischer Salat

---

6 rote Paprika, geschnitten

---

4 Tomaten, gehäutet und geviertelt · ¼ Sellerie, geraspelt

---

2 Gemüsezwiebeln, in Ringe geschnitten

---

1 Tasse Linsensprossen · 2 Tassen Kichererbsensprossen

Freilandsalat

SAUCE:

---

2 Tassen Kefir · 6 EL Olivenöl

---

1 milchsäurevergorene Paprika, püriert

---

1 TL Paprikapulver oder 1 Peperoni, entkernt und püriert

---

3 Zehen Knoblauch, gepreßt · ½ Tasse Oliven

½ Tasse Pinienkerne · Hefeflocken

---

① Die Gemüsezutaten auf den Salatblättern verteilen.

② Aus den angegebenen Zutaten die Kefirsauce bereiten.

③ Bei Tisch bedient sich jeder selbst von Kefirsauce, Oliven, Pinienkernen und Hefeflocken.

Variante:

Zusätzlich 250 g Schafskäse, in Kuben geschnitten, über den Salat bröckeln.

Gefüllte Paprikaschoten

4 große Paprika, halbiert und entkernt
2 Tassen Luzernengrün · ½ Kopfsalat
FÜLLUNG:
2 Tassen Weizensprossen · 1 Tasse Tofu
2 geriebene Zwiebeln · 2 Zehen Knoblauch, gepreßt
4 EL Olivenöl · 1 Tasse Sonnenblumenkerne
Hefeflocken
1 Tasse Kresse · milchsäurevergorene Möhren

① Die Paprikahälften mit der Luzerne ausmanteln.

② Die Füllung herstellen, indem die Zutaten verrührt werden, und in die Paprikahälften füllen.

③ Bei Tisch bedient sich jeder selbst von Kresse, milchsäurevergorener Möhre und Hefeflocken.

Variante:

Nach Wunsch kann noch Joghurt pur über die gefüllten Paprikaschoten gegeben werden.

Paprika mit Tofu-Avocado-Paste

4 grüne Paprika, in feine Streifen geschnitten
2 Broccoli, fein gerieben · 2 Möhren, fein gerieben
2 Tassen Mungbohnensprossen
2 Handvoll Schnittsalat · 2 Tassen Luzernengrün
Tofu-Avocado-Paste (siehe Seite 72)
½ Tasse Walnüsse · 200 g Milchsäurevergorenes Ihrer Wahl
Hefeflocken

① Die Gemüsezutaten auf Salat und Luzernengrün verteilen.

② Bei Tisch bedient sich jeder selbst von Tofu-Avocado-Paste, Walnüssen, Milchsäurevergorenem und Hefeflocken.

Peperoni:

Lernen Sie, sie scharf zu essen. Als Prophylaxe gegen Erkältungskrankheiten. Außerdem: Peperoni machen fröhlich, regen auf und an.

Wer einen empfindlichen Magen hat, ißt sie mit Joghurt.

Peperoni haben eine extrem feste Haut. Sie ist unverdaulich und sollte abgezogen werden.

Dazu lasse ich eine Pfanne sehr heiß werden und brate die Peperoni in wenig Fett kurz an.

Mit kaltem Wasser nun die Früchte abschrecken und enthäuten.

Peperoni-Avocado-Creme

---

8 Peperoni, enthäutet und entkernt

2 Avocado, entkernt und ausgehöhlt

1 geriebene Zwiebel · ½ TL Honig

schwarzer Pfeffer, frisch aus der Mühle

wenig Meersalz

Alle Zutaten werden im Mixer zu einer Creme geschlagen.

Diese Creme dient als Füllung oder als Sauce, z. B. zu Tomaten-salat.

Peperonipaste

---

4 rote Peperoni, gehäutet, entkernt und geviertelt

1 Zwiebel, gerieben · 1 große Fleischtomate, im Mixer püriert

1 Tasse Kichererbsensprossen · 5 EL Olivenöl

2 EL Balsamico-Essig · Hefeflocken

frisch gemahlener Pfeffer

Alle Zutaten miteinander pürieren.

Diese Paste ist herzhaft zu warmem Reis.

Peperoni mit Linsensprossen

4 Peperoni, gehäutet, entkernt und geviertelt
¼ Sellerie, fein gerieben · 6 Tassen Linsensprossen
3 Tassen Roggensprossen
4 Wirsingblätter, halbiert · 1 Tasse Kresse
Leichte Sesampaste (siehe Seite 74)
200 g Milchsäurevergorenes Ihrer Wahl
Hefeflocken

① Die Salatzutaten auf Wirsingblätter und Kresse verteilen.

② Bei Tisch bedient sich jeder selbst von Sesampaste, Milchsäurevergorenem und Hefeflocken.

Porree
auch genannt:
Lauch, Küchenlauch, Winterlauch, Breitlauch, Beißlauch, Welschzwiebel

Allium Porrum
Liliengewächs
Liliaceae

Geschichte

Wilder Porree wächst reichlich in Nordafrika, in Südeuropa, Vorderasien und im Kaukasus.

Lauch und Brot — das war einst die Speise des ägyptischen Landvolks. Und die Kinder Israels auf dem Weg in das gelobte Land, so heißt es im vierten Buch Mose, sehnten sich nicht nur nach den Fleischtöpfen Ägyptens, sondern auch nach Lauch, Zwiebeln und Gurken.

In Rom wuchs das Liliengewächs in den »porrineae«, den dafür eigens errichteten Gärten.

KAISER NERO verzehrte das geliebte Zwiebelgemüse in großen Mengen. Er hatte Sängerambitionen, und der Porree sollte seine Stimme geschmeidig halten. Ob er von seinem Spitznamen »porrophagus« — »Porreefresser« — wußte?

Die römische Küche gebrauchte Porree in vielerlei Art, als Gemüse oder würzende Zutat. Bei arm und reich war er gleichermaßen beliebt. Bei uns heißt Lauch zu Unrecht »Arme-Leute-Spargel«.

Botanik

Der Zweijährige hat eine stark ausgeprägte Wurzel. Die keimende Pflanze bildet zunächst zwei röhrenförmige Blätter, dann ein flaches Blatt. Porree hat den Ansatz einer Zwiebel. Sie bleibt jedoch unausgebildet.

Die Dolde ist prächtig und fliederfarben. Dekorativ und majestätisch wächst sie auf einem hohen Stengel bis zu 160 cm hoch.

Inhaltsstoffe

kaum Kalorien!

Vitamine: Provitamin A, B_1, B_2, C, P
Mineralien: Eisen, Phosphor, Calcium, Kalium
ätherische Öle: schwefelhaltiges ätherisches Öl
                        und Enzyme

Möglicher therapeutischer Nutzen

siehe *Zwiebel.*

Junger, nicht zu dicker Lauch ist eine fürwahr leckere Entdeckung. Zart und fein, würzig-scharf ist sein Geschmack, wenn er perfekt und dünn in Halbringe geschnitten ist.

Erntezeit: Die Sorten variieren und werden darum das ganze Jahr angeboten.

Lagerung

Schnell verzehren! Wasserhaltiger Lauch welkt schnell.

Vorbereitung

Die Wurzeln abschneiden und die längs halbierte Porreestange gut waschen.
In der Rohkost verwende ich nur die hellen Porreeteile. Die grünen, festen Blattausläufer bilden die Basis für Gemüsefonds.

Kräuter:

z.B.: *Petersilie, Bockshornkleegrün*

Reste vergären: siehe *Milchsäuregärung*

Porreesalat
mit japanischer Essigsauce

---

4 Stangen Porree, der Länge nach dreimal geteilt
und in feine Streifen geschnitten

---

4 Möhren, geraspelt

½ Sellerieknolle, in feine Stifte geschnitten · 2 Fleischtomaten

---

1 Tasse Linsensprossen · 1 Tasse Mungbohnensprossen

---

1 Tasse Sonnenblumengrün

Japanische Sauce — warm (siehe Seite 81)

Nori–Algen, in Streifen geschnitten · ½ Tasse Cashewnüsse

---

200 g Milchsäurevergorenes Ihrer Wahl

Hefeflocken

---

① Die Salatzutaten auf dem Sonnenblumengrün verteilen.
② Bei Tisch bedient sich jeder selbst von Japanischer Sauce, Nori-Algen, Cashewnüssen, Milchsäurevergorenem und Hefeflocken.

Porree mit Sauce Vinaigrette

---

4 Stangen Porree, in feine Halbmonde geschnitten

---

2 kleine Möhren, geraspelt · 2 Broccoli, geraspelt

---

2 Tassen Weizensprossen

---

2 Tassen Buchweizengrün · 2 Tassen Luzernengrün

Sauce Vinaigrette (siehe Seite 68), gewürzt
mit frischen Kräutern, grob gehackt

½ Tasse Sonnenblumenkerne

---

200 g Milchsäurevergorenes Ihrer Wahl

Hefeflocken

---

① Die Salatzutaten auf Buchweizen- und Luzernengrün verteilen.

② Bei Tisch bedient sich jeder selbst von Kräutervinaigrette, Sonnenblumenkernen, Milchsäurevergorenem und Hefeflocken.

Variante:
Vinaigrette durch Aprikosenpüree ersetzen.

Porree mit Pflaumen

4 Porreestangen, in 3 Teile geteilt und in feine Streifen geschnitten
2 Kohlrabi, geraspelt · 8 getrocknete Pflaumen, geweicht
3 Topinambur, fein geraspelt
2 Tassen Linsensprossen · 1 Tasse Weizensprossen
1 kleiner Salat Ihrer Wahl · 2 Tassen Luzernengrün
1 Tasse Kresse
Sauce Vinaigrette (siehe Seite 68)
½ Tasse Mandeln, abgezogen und geviertelt
200 g Milchsäurevergorenes
Hefeflocken

① Die Salatzutaten auf den Salatblättern, Luzernengrün und Kresse verteilen.

② Bei Tisch bedient sich jeder selbst von Vinaigrette, Mandeln, Milchsäurevergorenem und Hefeflocken.

Porree mit leichter Sesampaste

4 Stangen Porree, der Länge nach dreimal geteilt, in feine Streifen geschnitten
½ Blumenkohl, sehr fein geraspelt · 3 Schwarzwurzeln, gerieben
2 Tassen Mungbohnensprossen
1 Tasse Quinoasprossen (ersatzweise Roggensprossen)
1 Handvoll Sonnenblumengrün · 1 Handvoll Buchweizengrün
Leichte Sesampaste (siehe Seite 74)
200 g Milchsäurevergorenes Ihrer Wahl
Hefeflocken

① Die Salatzutaten auf dem Sonnenblumen- und Buchweizengrün verteilen.

② Bei Tisch bedient sich jeder selbst von Sesampaste, Milchsäurevergorenem und Hefeflocken.

Variante:

Sonnenblumen- und Buchweizengrün werden ersetzt durch 2 Handvoll Feldsalat.
Anstelle der Sesampaste: Mayonnaise, Mandelpaste

Porree mit Tofu-Avocado-Paste

4 Stangen Porree, sehr fein geschnitten
3 Chicorée, in Ringe geschnitten · 2 Möhren, geraspelt
2 Tassen Roggensprossen
2 Tassen Sonnenblumengrün
Tofu-Avocado-Paste (siehe Seite 72)
½ Tasse Kürbiskerne
200 g Milchsäurevergorenes Ihrer Wahl
Hefeflocken

① Die Salatzutaten auf dem Sonnenblumengrün verteilen.

② Bei Tisch bedient sich jeder selbst von Tofu-Avocado-Paste, Kürbiskernen, Milchsäurevergorenem und Hefeflocken.

Rettich

auch genannt:
Rettig, Radi

Raphanus sativus var. niger
Kreuzblütler
Cruciferae

Geschichte

Rettich ist die Wurzel schlechthin.
Der Name Rettich wurde aus dem lat. »radix«, die Wurzel, entlehnt.
In China, Japan und selbstverständlich in der gesamten alten Welt am Mittelmeer ist die weiße Wurzel heimisch.
Ägyptische Inschriften und Bilder zeigten schon 3000 v. Chr. die begehrte Frucht.

THEOPHRASTOS (371–287 v. Chr.) unterschied »Raphinis« nach Jahreszeit und Geschmack.

COLUMELLA gibt in seinem Buch über die Landwirtschaft (64 n. Chr.) genaue Anweisung zur Aussaat in Februar und August.

Rettich ist eine von den wichtigsten Zeugen hochgelobte Pflanze. GALEN (129–199 n. Chr.) riet: »Den Rettich verzehrt man roh mit Salz und Essig.« Die Blätter blieben den Armen.

Seit dem Mittelalter wächst die Pflanze in Deutschland. Die Äbtissin und Naturforscherin HILDEGARD VON BINGEN (1098–1179) nannte sie »retich«.

In der aufkommenden Buchkunst erschien der Rettich in seinen vielfältigen Formen in fast allen Kräuterbüchern.

Die Volksmedizin der Ägypter, Babylonier, der Hebräer, Griechen und Römer empfahl den Rettich als entzündungshemmendes und desinfizierendes Mittel.

Botanik

Der Zweijährige entwickelt zunächst eine stark gefiederte Rosette an den Nerven behaarter Blätter. Später bildet sich die Knolle. Der Rettich wächst bis zu 150 cm hoch, mit gelben, roten oder violetten Blüten im zweiten Jahr.

Die Frucht ist je nach Sorte rund, zapfen-, spindelförmig, zylindrisch oder oval. Die Wurzel wächst in Weiß, Rosarot oder Schwarz bis zu einer Größe von 30 cm.

Inhaltsstoffe

Kohlehydrate, Eiweiß, Fette

Vitamine:	Provitamin A, B_1, B_2, B_3, und sehr viel C
Mineralien:	Calcium, Kalium, Phosphor, Magnesium, Natrium, Eisen, Schwefel
ätherische Öle:	Senföle
	Raphanol, Gencoraphanin
	und Enzyme

Der schwarze Rettich mit dem höchsten Basenüberschuß gehört zu den besonders wertvollen Gemüsen.

Möglicher therapeutischer Nutzen

Den Senfölen im Rettich wird Diät- und Heilwirkung zugeschrieben. Rettich fördert die Magensekretion und dadurch den Appetit.
Bei Leber- und Gallenleiden, bei Gicht- und Gelenkrheumatismus, bei festsitzendem Husten und chronischer Bronchitis empfiehlt er sich.
Ein altes, probates Hausmittel:
Rettichsaft mit Honig wirkt schleimlösend bei Bronchitis, Husten und Heiserkeit.
Rettichsaft fördert den Kreislauf, kann den Cholesterinspiegel senken und die Darmflora regenerieren. Raphanol und Gencoraphanin können der Gallensteinbildung vorbeugen.
Der Philosoph RUDOLF STEINER (1861–1925) äußerte sich in seinen Vorträgen über Ernährung immer wieder über den Rettich, vor allem über seine Kraft, Gedanken zu beleben.
Er reinigt den Verdauungstrakt und hat harntreibende Wirkung.
Besonders der schwarze, bissige Rettich mit dem hohen Anteil schwefelhaltiger Senföle regt Appetit, Verdauung und Gallenblase an. Fette werden dadurch bekömmlicher.

RETTICH ZU TISCH

Kaiser TIBERIUS liebte Rettich vom Rhein, groß gewachsen wie Kinderköpfe, wie PLINIUS wissen läßt.
Japaner legen Rettich sauer ein oder kochen ihn als Gemüse. Zum Fisch gegessen, beugt er Bakterien vor.

Vorsicht: Stark gesalzener Rettich ist schwer verdaulich. Fein geraspelt und mit einer Spur Honig gesüßt, ist er Genuß und Balsam auch für einen empfindlichen Magen.

HILDEGARD VON BINGEN (1098–1179) sagte zum Rettich: »Wenn man ihn ausgegraben hat, soll man ihn an einer feuchten Stelle auf die Erde legen, so zwei, drei Tage lang, so daß seine Frische gemäßigt und er bekömmlicher würde.

Gegessen reinigt er das Gehirn und mindert die schädlichen Säfte der Gedärme. Wenn ein kräftiger und fetter Mensch Rettich ißt, heilt und reinigt er ihn innerlich.

Einen schwächlichen und trockenen Menschen verletzt er. Daß man ihn nach dem Essen ordentlich werken spürt, kommt daher, daß er die Unsäfte und den Wust aus dem Menschen ausjagt. Wer Rettich ißt, verzehre hernach Galgant, und das beschränkt die üble Ausdünstung. So letzt er den Menschen nicht.«

Eine besondere Spezialität in Frankreich ist die Pelousuppe.
Das ist eine Cremesuppe aus feingeschnittenem Radieschengrün mit Salz, Pfeffer und Muskat. Meine Spezialität sind Radieschen und Blatt im Salat.

Erntezeit: immer wieder frisch zu allen Jahreszeiten

Lagerung

Frischer Rettich läßt sich bis zu 4 Wochen lagern.

Vorbereitung

Er wird gewaschen und mit einer Wurzelbürste geschrubbt.

Kräuter:

z.B.: *Schnittlauch, Petersilie*
       Sehr köstlich: Nori-Algen

Reste vergären: siehe *Milchsäuregärung*

Rettichsalat mit Sellerie

1 großer Rettich, in Scheiben gehobelt

4 Stangen Sellerie, fein geschnitten

3 rote Bete, gerieben · 2 Tassen Linsensprossen

2 EL Bockshornkleesprossen

2 Handvoll Feldsalat · 2 Tassen Luzernengrün

Joghurt-Sahne-Sauce mit Zitrone (siehe Seite 69)

½ Tasse Schnittlauch

½ Tasse Sonnenblumenkerne · Hefeflocken

① Die Salatzutaten auf Feldsalat und Luzernengrün verteilen.

② Die Joghurt-Sahne-Sauce mit Zitrone und Schnittlauch verfeinern.

③ Bei Tisch bedient sich jeder selbst von Joghurt-Sahne-Sauce mit Schnittlauch, Sonnenblumenkernen und Hefeflocken.

Rettich mit Kichererbsensprossen

1 Rettich, in Scheiben gehobelt

½ Blumenkohl, fein gerieben · 4 Möhren, geraspelt

2 Frühlingszwiebeln, in Scheiben geschnitten

3 EL Leinsamensprossen · 2 Tassen Kichererbsensprossen

2 Tassen Roggensprossen

2 Handvoll Buchweizengrün

Joghurt-Sahne-Sauce mit Zitrone (siehe Seite 69)

1 Schalotte, gerieben · 2 EL Sesamöl

½ Tasse Sonnenblumenkerne · Hefeflocken

① Die Salatzutaten auf dem Buchweizengrün verteilen.

② Die Joghurt-Sahne-Sauce mit Zitrone wird mit der Schalotte und dem Sesamöl vermischt.

③ Bei Tisch bedient sich jeder selbst von Joghurt-Sahne-Sauce, Sonnenblumenkernen und Hefeflocken.

Variante:

Anstelle der Joghurtsauce: Mayonnaise, Spinatpaste

Rettichsalat mit Fenchel

1 Rettich, grob geraspelt · 4 Möhren, in Stifte geschnitten
2 Fenchelknollen, geraspelt · 2 Tassen Weizensprossen
3 Tassen Linsensprossen
4 Wirsingblätter
Kokospaste (siehe Seite 72)
1 TL gestoßene Fenchelsamen
1 Tasse Sultaninen, geweicht
200 g Milchsäurevergorenes Ihrer Wahl
Hefeflocken

① Die Salatzutaten auf den Wirsingblättern verteilen.

② Die Kokospaste wird mit den Fenchelsamen vermischt.

③ Bei Tisch bedient sich jeder selbst von Kokospaste, Sultaninen, Milchsäurevergorenem und Hefeflocken.

Rettichsalat mit Rotkohl

1 Rettich, grob geraspelt · ¼ Rotkohl, geraspelt

2 Topinambur, gerieben

4 rote Paprika, in feine Streifen geschnitten

2 Tassen Weizensprossen

2 Tassen Luzernengrün · 2 Handvoll Feldsalat

Hommos di Tahini (siehe Seite 75)

½ Tasse gespaltene Mandeln

200 g Milchsäurevergorenes Ihrer Wahl

Hefeflocken

① Die Salatzutaten auf Feldsalat und Luzernengrün verteilen.

② Bei Tisch bedient sich jeder selbst von Hommos di Tahini, Mandeln, Milchsäurevergorenem und Hefeflocken.

Rettich, scharf

1 Rettich, gehobelt

1 Tasse Hiziki-Algen, geweicht und gekocht

2 Porreestangen, in feine Streifen geschnitten

3 Tassen Mungbohnensprossen

250 g Tofu, in Kuben geschnitten

4 Wirsingblätter · 1 Tasse Rettichgrün

Japanische Sauce, kalt (siehe Seite 81)

½ Tasse Walnußkerne, grob gehackt

200 g Milchsäurevergorenes Ihrer Wahl

Hefeflocken

① Auf Wirsingblättern und Rettichgrün die Salatzutaten verteilen.

③ Bei Tisch bedient sich jeder selbst von Japanischer Sauce, Walnußkernen, Milchsäurevergorenem und Hefeflocken.

Rote Bete

auch genannt:
rote Rübe, Salatrübe, Rande, Feuerkugel

Beta vulgaris ssp. vulgaris var. conditiva
Gänsefußgewächse
Chenopodiaceae

Geschichte

»Bete« ist entlehnt aus Beta. Das in der Schweiz übliche »Rande«
zeugt vom Brauch, die Rüben nur am Feldrand zu pflanzen.
COLUMELLA, römischer Agrarschriftsteller, vermutete im ersten
Jahrhundert n.Chr.: Die kuriose Pflanze mit dem Namen »Beta
vulgaris« habe allein durch ihre Ähnlichkeit mit dem zweiten
Buchstaben des griechischen Alphabets ihren Namen erhalten.
Gemeinsame Vorgänger aller Kulturrüben waren rote Bete, Mangold und die Wildbete Beta vulgaris ssp. maritima, die vom östlichen Mittelmeer, aus Mittel- und Vorderasien stammt.
Von hier nahm sie ihren Weg nach Osten bis Vorderindien und
nach Westen bis zur Nordsee.
In Nordholland deuten Funde der Bete in die Jungsteinzeit.
Griechen und Römer kannten weiße und rote Bete. THEOPHRASTOS (371–287 v.Chr.) schrieb über die Bete: »Teutliom (rote Bete)
hat eine lange dicke Wurzel wie der Rettich raphinius. Sie ist angenehm und süß, so daß sie roh verzehrt werden kann.«
Ob DYPHULOS im 4. Jahrhundert v.Chr., GALEN 200 v.Chr. oder
der bekannte Arzt und Naturforscher PARACELSUS (16. Jahrhundert), alle rühmten die Bete ob ihrer Heilkraft.

Der Römer PLINIUS (23–79 n.Chr.) erwähnte die Bete in seiner Beschreibung der berühmten Babylonischen Gärten.

Botanik

Die Zweijährige wurzelt tief. Oberhalb der Erde wachsend, ist sie leicht zu ernten. Sie sollte nicht dicker sein als 10 cm. Nur dann ist das Fleisch zart und fein im Geschmack.

Aus der Knolle wachsen im Rosettenrund langstielige, glänzende grüne oder rotviolette Blätter. Die Bete läßt sich wunderbar lagern. Sie sollte vor dem Frost geerntet werden.

Bete enthält Oxalsäure. Daher empfiehlt es sich, sie nicht übermäßig zu essen. Kranke mögen sie zu therapeutischem Nutzen besonders im Winter essen. Nach der längsten Nacht verringert sich der Oxalgehalt der Pflanze.

Inhaltsstoffe

Zucker, Eiweiß, Fett, in Blättern und Schale Oxalsäure

Vitamine: Provitamin A, B_1, B_2, B_3, B_6, C

Mineralien: Kalium, Calcium, Phosphor, Schwefel, Magnesium, Eisen, Rubidium, Cäsium

organische Säuren, der rote Pflanzenfarbstoff Anthocyan
          ätherische Öle
          und Enzyme

Möglicher therapeutischer Nutzen

Dem intensiven Saft der Bete hängt Geheimnisvolles an: Ist er nicht dickflüssig und stark wie rotes Blut?

In der Naturheilkunde gilt rote Bete als stärkend, appetitanregend, verdauungsfördernd, blutreinigend und soll bei Magenstörungen helfen. Als erstklassiger Eisenspender ist die Bete ein Blut- und Knochenbildner. Basenüberschüssig, fördert sie die

Gallensekretion, aktiviert die Atmungsfermente und beugt Erkältungen und grippalen Infekten vor.

Allgemeine Müdigkeit und geschwächte Antriebskraft können auf einen verborgenen Eisenmangel zurückgehen. Vor allem Frauen brauchen mehr Eisen bei Regelblutung, Schwangerschaft und Klimakterium.

Noch sind nicht alle sekundären Stoffe der Bete entdeckt. Entziehen sie sich etwa der gängigen Analyse?

Bete kann Mittel gegen Röntgen- und radioaktive Strahlungsschäden sein.

Das in der Bete enthaltene Betain gilt als Leberschutzstoff. Das auch die Abwehr stärkende Betain hat antibakterielle Eigenschaften.

Nach neuester Forschung, so der Nobelpreisträger Dr. SZENT-GYÖRGYI, können Wirkstoffe der Bete, die Anthocyane, einen gestörten Zellstoffwechsel normalisieren, d.h. regenerieren.

Daß Bete als stickstoffliebende Pflanze Nitrat speichert, gab Anlaß zu vielen Diskussionen. Das hat verunsichert. Es empfiehlt sich, nur Bete aus biologischem Anbau zu essen. Es ist nachgewiesen, daß deren Nitratgehalt erheblich niedriger ist.

Bitte verzichten Sie nicht völlig auf die heilkräftige Pflanze.

ROTE BETE ZU TISCH

Der römische Adel verachtete die Knolle und bevorzugte allein das Blattwerk für ausgefallene Salate mit Linsen und Bohnen. Die Frucht, zur damaligen Zeit höchst klein, um nicht zu sagen zierlich, war der Medizin vorbehalten. Sie wurde empfohlen bei Grippe, Würmern, und es versteht sich: Das enthaltene Eisen half den Bleichsüchtigen.

Inzwischen hat sich die Bete weiterentwickelt. Wer kam wohl auf die Idee, sie zu kochen, sie mit Salz, Zitrone und weißer Creme zu kredenzen?

Erntezeit: Juni bis November

Einkauf und Lagerung

Auch hier: Frische ist wichtig! Leider sind auch im biologischen Angebot die Früchte oft ihrer Blätter beraubt. Beteblätter, reich an Magnesium, sind wichtige Zutat zum Salat.

Ich bevorzuge mittelgroße, eher kleine Früchte, nicht größer als 10 cm. Sie liegen fest in der Hand, sind gut zu reiben und noch nicht faserig. Sie schmecken erdig, duften nach Wald und Humus, gerade recht für die Rohkost.

Vorbereitung

Die Frucht unter fließendem Wasser gut bürsten.

Wer als Kur rote Bete ißt und gern Saft trinkt, den bitte ich, die Frucht großzügig zu schälen: Die Oxalsäure ist in den Schalen konzentriert.

Kräuter:

z.B.: *Anis, Kümmel, Koriander, Fenchel, Nelke, schwarzer Pfeffer*

Reste vergären: siehe *Milchsäuregärung*

Saft

Rote Bete verbindet sich harmonisch mit Äpfeln. Besonders Kindern hilft bei Infektionen, Eisenmangel und Wachstumsschwierigkeiten der milde Saft.

Roter Rübensaft ist, wie der Salat, Therapeutikum. Dreimal täglich eine halbe Stunde vor dem Essen ein knappes Weißweinglas voll, nach Wunsch mit Apfelsaft oder Zitronensaft gemischt, gewürzt mit Anis als Schmeichler für den Magen, wird empfohlen.

Rote-Bete-Salat mit Nüssen

4 rote Bete, fein geraspelt
2 Cox Orange, in feine Stifte geschnitten
¼ Sellerieknolle, geschält und grob geraspelt
3 Tassen Linsensprossen · 1 Tasse Weizensprossen
1 Tasse Kresse · 1 Tasse Luzernengrün
Joghurt-Sahne-Sauce mit Zitrone (siehe Seite 69)
1 TL Curry
8 Walnußkerne · 200 g Milchsäurevergorenes Ihrer Wahl
Hefeflocken

① Die Salatzutaten auf Kresse und Luzernengrün verteilen.

② Die Joghurt-Sahne-Sauce mit Zitrone und Curry abschmecken.

③ Bei Tisch bedient sich jeder selbst von Joghurt-Sahne-Sauce, Walnüssen, Milchsäurevergorenem und Hefeflocken.

Rote-Bete-Salat Cumberland

---

4 rote Bete, grob geraspelt

---

1 Stange Porree, in feine Scheiben geschnitten

---

500 g Sauerkraut · 1 Tasse Linsensprossen

---

2 Tassen Roggensprossen

---

4 Chicorée, der Länge nach in Streifen geschnitten

---

2 Tassen Luzernengrün

CUMBERLANDSAUCE:

---

2 Tassen Preiselbeeren, püriert · 2 EL Senf, scharf

Saft und abgeriebene Schale von 1 Orange

Saft von ½ Zitrone · 1 EL Honig · 1 Prise Zimt

---

1 Prise Nelken · 1 Hauch Zitronenschale · 2 EL Sesamöl

---

schwarzer Pfeffer, frisch aus der Mühle

½ Tasse Haselnüsse · 200 g Milchsäurevergorenes Ihrer Wahl

Hefeflocken

---

① Die Salatzutaten auf dem Luzernengrün verteilen.

② Die Saucenzutaten vermischen.

③ Bei Tisch bedient sich jeder selbst von Cumberlandsauce, Haselnüssen, Milchsäurevergorenem und Hefeflocken.

Rote Bete mit Rotkohl

4 rote Bete, fein geraspelt · ½ kleiner Rotkohl
1 Rettich, fein gehobelt · 2 Tassen Linsensprossen
1 Tasse Bockshornkleegrün
Sauce Vinaigrette ohne Senf (siehe Seite 68)
½ TL Kümmel, gestoßen · ½ TL Fenchel, gestoßen
½ TL Anis, gestoßen
½ Tasse Mandeln, halbiert
200 g Milchsäurevergorenes Ihrer Wahl
Hefeflocken

① Die Salatzutaten auf dem Bockshornkleegrün verteilen.

② Die Vinaigrette mit Kümmel, Fenchel und Anis verfeinern.

③ Bei Tisch bedient sich jeder selbst von Vinaigrette, Mandeln, Milchsäurevergorenem und Hefeflocken.

Rote Bete mit Taratursauce

---

4 rote Bete, fein geraspelt · 2 Kohlrabi, grob geraspelt

---

4 Möhren, grob geraspelt

---

2 Frühlingszwiebeln, in feine Scheiben geschnitten

---

1 Tasse Linsensprossen

---

1 Tasse Kresse · 2 Tassen Luzernengrün

---

2 Handvoll Feldsalat

TARATURSAUCE:

¼ Tasse Sesambutter (Tahini) · 3 Knoblauchzehen, gepreßt

Saft von 1 Zitrone · ½ Tasse Tafelwasser

Hefeflocken · milchsäurevergorene rote Bete

---

① Die Salatzutaten auf Kresse, Luzernengrün und Feldsalat verteilen.

② In einer Schüssel werden die Zutaten der Taratursauce gut vermischt. Wenn die Sauce fester ist als gewünscht, kann die Menge, die etwa 2 Tassen ergibt, mit Tafelwasser cremig gerührt werden.

③ Bei Tisch bedient sich jeder selbst von Taratursauce, milchsäurevergorenen roten Beten und Hefeflocken.

Variante:

Die Taratursauce ist mächtig. Wer die Sauce strecken möchte, mag es mit Joghurt tun und sie dann mit Kräutern seiner Wahl abschmecken.

Borschtsch

Diese Rote-Bete-Suppe ist ein typisches Mahl aus Rußland und wird auf der Basis von Rindfleisch und Bete gekocht, mit Smetana, einer weißen Cremesauce, serviert und mit warmem, fleischgefülltem Gebäck aufgetragen.

Kalt serviert, halb roh, halb vergoren, ist sie eine Spezialität der Rohkostküche.

---

4 rote Bete, geraspelt · 4 rote Bete, vergoren

---

2 kleine Salatgurken, halbiert und entkernt

$^1/_4$ l Rote-Bete-Saft aus dem Reformhaus · Saft von $^1/_2$ Zitrone

---

Kräutersalz · schwarzer Pfeffer aus der Mühle

Kümmel nach Belieben

---

1 Tasse Kresse · 2 Tassen Linsensprossen

---

2 Töpfchen Sahne · Hefeflocken

---

① Die Borschtschzutaten werden miteinander verrührt.

② Bei Tisch streut jeder Kresse und Linsensprossen auf seine Suppe und verfeinert sie mit etwas Sahne und Hefeflocken.

Rotkohl

auch genannt:
Rotkraut, Blaukraut, Roter Kappes, Rotkabis

Brassica oleracea convar. capitata var. rubra

Kreuzblütler
Cruciferae

Geschichte

»Als das die Artzer ins Römisch Reich kommen haben sich die Römer sechs hundert jar mit Kölkreutteren beholfen dermassen

das kein kranckheit je war under dem Volck welcher nit mit Köl-
kraut begegnet unnd geholffen ist worden.«
(HIERONYMUS BOCK, Kräuterbuch 1577)

Im Mittelalter schon unterschied HILDEGARD VON BINGEN (1098 bis
1179) in ihren Aufzeichnungen die beiden Kohlsorten nach Rot
und Grün.
Welcher der beiden jedoch die Römer vor den Krankheiten be-
wahrte, bleibt ein Rätsel. Bei ähnlicher Gestalt unterscheiden sie
sich lediglich in der Farbe.

Botanik

Die Geschwister haben vieles gemeinsam. Wie könnte es anders
sein! Der rote Kohl ist aber zierlicher, kleiner. Seine violetten Blätter bilden einen festen Kopf. Je nach Sorte, oval oder rund, schimmert das Kohlblatt rotgrün.

Inhaltsstoffe

Eiweiß, Kohlehydrate

Vitamine:	Provitamin A, B_1, B_2, und hoher, dem Weißkohl überlegener Vitamin-C-Gehalt
Mineralien:	Calcium, Kalium, Phosphor, Eisen und Enzyme

Möglicher therapeutischer Nutzen

siehe *Weißkohl.*
Farben indizieren Heilkraft. Der hohe Anthocyangehalt, der auch
der roten Bete eigen ist, wirkt im Rotkohl. Dem Violett wird auch
nachgesagt, daß es im Körper Vitamin D bildet, entzündungs-
hemmend wirkt und die Drüsentätigkeit, Lymphe und Milz beeinflußt.

Weißkohl sagt man einen derben Geschmack nach, Rotkohl dagegen ist fein, feiner als alle übrigen Kohlsorten. Er ist mit seinem milden Wohlgeschmack in der Haute Cuisine Begleiter von Wildbret und Wildgeflügel.

Roh und gut gekaut ist besonders der Frühkohl ein vollendeter Salatgenuß, leichter verdaulich als gekocht. Versuchen Sie es! Die einheimischen Gemüse für die Herbst- und Winterküche machen uns darüber hinaus unabhängig von Import und Treibhaus.

Daß diese Einsicht Boden gewinnt, ist eine Frage der Zeit.

Ich liebe das rotviolette Rund, die weißen Schnittflächen, die Marmorstruktur.

Erntezeit: Frühkohl: Juli bis Oktober
               Lagerkohl: Oktober bis April

Lagerung

In einem kühlen Raum je nach Sorte.

Vorbereitung

Die äußeren Blätter entfernen, den Kohl halbieren und den Strunk kurz abschneiden. Er kann gehobelt werden!

Kräuter:

z. B.:   *Kümmel, Fenchel, Wacholderbeeren, Anis*

Reste vergären: siehe *Milchsäuregärung*

Rotkohl — japanisch

½ Rotkohl, fein geraspelt, mit einem Stößel und wenig Öl durchwalken
2 Tassen Shiitake, gedünstet · 2 Zwiebeln, in Kuben geschnitten
¼ Sellerie, gerieben · 3 Stangensellerie, in Ringe geschnitten
2 Tassen Linsensprossen · 1 Tasse Roggensprossen
2 Tassen Luzernengrün · 1 Handvoll Kresse
Japanische Sauce, warm (siehe Seite 81)
½ Tasse Walnüsse · 200 g Milchsäurevergorenes
Hefeflocken

① Die Salatzutaten auf Luzernengrün und Kresse verteilen.

② Bei Tisch bedient sich jeder selbst von Japanischer Sauce, Walnüssen, Milchsäurevergorenem und Hefeflocken.

Variante:

Pikant wird der Salat mit einer Spur geriebenem Ingwer.

Gefüllte Rotkohlblätter

8 Blätter Rotkohl
FÜLLUNG:
Hommos di Tahini (siehe Seite 75)
1 Tasse Weizensprossen
2 Schwarzwurzeln, gerieben und mit Zitronensaft beträufelt
4 Chicorée, in Ringe geschnitten · 3 Tassen Luzernengrün
1 Handvoll Rettichgrün
200 g Milchsäurevergorenes Ihrer Wahl · Hefeflocken

① Die Blätter werden auf 4 Tellern ausgebreitet. Wenn sie sperrig sind, können sie kurz mit einem Nudelholz weichgerollt werden, dann wird das Blatt an der unteren Mittelrippe etwas geschlitzt.

② Die Sesampaste mit den Weizensprossen mischen und abschmecken.

③ Die Füllung auf die Kohlblätter legen, mit Schwarzwurzeln, Chicorée und Luzerne bedecken und rollend verschließen.

④ Bei Tisch bedient sich jeder selbst von Rettichgrün, Milchsäurevergorenem und Hefeflocken.

Variante:

Harmonie im Geschmack ergibt es, wenn man mit einem der Länge nach geschnittenen Nori-Blatt der Rotkohlrolle ein Band umlegt. Eine Champignonpaste (siehe Seite 72) kann Hommos di Tahini ersetzen.

Rotkohl — scharf

½ Rotkohl, sehr fein gehobelt · 2 feingeschnittene Peperoni
3 Tassen Sauerkraut · 3 Karotten, geraspelt
1 grüne Paprika, in feine Scheiben geschnitten
1 Tasse Linsensprossen
2 Handvoll Feldsalat
Cumberlandsauce (siehe Seite 215)
½ Tasse Mandeln · 200 g Milchsäurevergorenes Ihrer Wahl
Hefeflocken

① Die Salatzutaten auf dem Feldsalat verteilen.

③ Bei Tisch bedient sich jeder selbst von Cumberlandsauce, Mandeln, Milchsäurevergorenem und Hefeflocken.

Kohlsalat — grün und rot

½ Rotkohl, sehr fein geschnitten
½ Weißkohl, sehr fein geschnitten · 2 kleine rote Bete, geraspelt
250 g Tofu, in Kuben geschnitten
2 Tassen Mungbohnensprossen
2 TL Senfsprossen · 2 TL Rettichsprossen
2 Tassen Luzernengrün
SAUCE:
Aprikosenpüree (siehe Seite 79), evtl. mit Obstsaft Ihrer Wahl verlängert
¼ Tasse Haselnüsse · 200 g Milchsäurevergorenes Ihrer Wahl
Hefeflocken

① Die Salatzutaten auf dem Luzernengrün verteilen.

② Bei Tisch bedient sich jeder selbst von Aprikosenpüree, Haselnüssen, Milchsäurevergorenem und Hefeflocken.

Variante:

Anstelle der Luzerne: Buchweizen- und Sonnenblumengrün

Rübe
Speiserübe

auch genannt:
Steckrüben, Bodenrüben, Unterkohlrabi,
Wruken

Brassica rapa var. rapa
Kreuzblütler
Cruciferae

Geschichte

Die Speiserübe kommt aus den algerischen Bergen, Urform ist
wahrscheinlich die Wasser- und Stoppelrübe, die vom Mittelmeer über ganz Europa bis nach Sibirien verbreitet ist.
Zunächst war die Rübe Ölpflanze. Aus den Samen wurde Öl gepreßt. Später erst bildete sich aus Strunk und Wurzel die heutige
Rübe.
Die alten Griechen und Römer aßen die Mairübe und zogen sie
auch als Futterpflanze.
HILDEGARD VON BINGEN (1098–1179): »Rüben sind mehr warm als
kalt, allerdings etwas schwer im Magen, aber doch leicht verdaulich. Wer sie roh essen will, ziehe ihnen die ganze äußere Schale
ab.«
In der Dreifelderwirtschaft des Mittelalters wurden sie als Zwi-
schenfrucht angebaut. Besonders in Kriegen und nach Mißernten
waren Speise- und Kohlrüben *das* rettende Lebensmittel. Aus dieser Bedeutung verdrängte sie die Kartoffel nach ihrer Einführung
im 18. Jahrhundert.
Rüben sind wenig anspruchsvoll, was Temperatur und Boden angeht. Sie sind frostbeständig und wachsen schnell.

Botanik

Die Speiserübe ist zweijährig.
Im ersten Jahr bildet sie ihre Frucht, und im zweiten entwickeln
sich gelbe, traubige Blütenstände.

Mairüben sind klein und kugelig, Herbstrüben sind größer und im Geschmack stärker ausgeprägt.

Hinter dem Namen »Speiserübe« verbergen sich mehrere Sorten:

1. Mairübe, Navette
   Ernte: Mai bis Juni

2. Herbstrübe, Weiße Rübe, Wasserrübe, Stoppelrübe, Turnip
   Ernte: September bis Oktober

3. Teltower Rübchen, Märkische Rüben, kleine Speiserübe
   Ernte: Mai bis Juni

4. Stielmus, Rübstiel, Streifmus, Stengelmus (wird in den Rezepten nicht behandelt)
   Ernte: Mai bis Juni

Inhaltsstoffe

Nährwert und Gehalt an Kohlehydraten ist beachtlich.

Vitamine:	Provitamin A, B_1, B_2, B_6, C
Mineralien:	Calcium, Eisen, Natrium
ätherische Öle:	Senfölanteil
	und Enzyme

Möglicher therapeutischer Nutzen

In der Überlieferung haben die Rüben den Ruf, Blut zu reinigen und Hautkrankheiten zu heilen.

CARPER schreibt, daß Rüben, wie alle anderen Kreuzblütler, das Krebsrisiko senken.

Die Glukosinolate, Heilstoffe der Kreuzblütler, sind hitzeempfindlich. Auch die chlorophyllhaltigen Blätter wirken, roh gegessen, als Prophylaxe gegen Krebs.

RÜBE ZU TISCH

Der Römer Apicius (Anfang I. Jahrhundert n. Chr.) empfahl in seinem Kochbuch, Rüben mit Myrtenbeeren, Honig und Weinessig einzulegen.

Für Columella (I. Jahrhundert n. Chr.) waren Rüben das wichtigste Grundnahrungsmittel für die Landbevölkerung.

Armeleuteessen? Im Ersten Weltkrieg war Rübenessen ein klassenloses Muß.

Die zarten Rüben, besonders aus biologischem Anbau, werden als wichtiges Wintergemüse eine Renaissance erleben.

Die Mairübe, die zarte Navette, hat auf dem Markt schon den Anfang gemacht.

»… es schmeckt dem Auge so wohl, wie der Zunge ein Teller voller Teltower Rüben …« (Kleist)

Erntezeit: je nach Sorte (siehe Botanik)

Lagerung

Mairüben können ungefähr eine Woche gelagert werden. Herbstrüben halten sich im Sandbett.

Vorbereitung

Die Rüben gut waschen und bürsten. Das Grün ist Würze im Salat.

Kräuter:

z. B.:   *Petersilie, Kresse, Kerbel*

Reste vergären: siehe *Milchsäuregärung*

Rübchen in Minzmayonnaise

8 Mairüben, fein geraspelt
¼ Knollensellerie, fein geraspelt
4 kleine Äpfel, in Stifte geschnitten · ½ Tasse Rosinen
2 Frühlingszwiebeln, in Kuben geschnitten
1 Tasse Leinsamensprossen · 1 Tasse Roggensprossen
2 Tassen Luzernengrün · 2 Tassen Sonnenblumengrün
Mayonnaise (siehe Seite 69) · Minzblätter
½ Tasse gehackte Walnüsse · 200 g Milchsäurevergorenes
Hefeflocken

① Auf Luzernen- und Sonnenblumengrün die Salatzutaten verteilen.

② Die Minzblätter zerkleinern und im Mörser in die Mayonnaise einreiben.

③ Bei Tisch bedient sich jeder selbst von Minzmayonnaise, Walnüssen, Milchsäurevergorenem und Hefeflocken.

Rübchen mit Tofu-Avocado-Paste

8 Mairüben, geraspelt · 4 Möhren, in Ringe geschnitten
2 Tassen Weizensprossen · 2 Tassen Linsensprossen
2 Handvoll Spinat
Tofu-Avocado-Paste (siehe Seite 72)
½ Tasse Haselnüsse, grob gehackt
200 g Milchsäurevergorenes Ihrer Wahl
Hefeflocken

① Die Salatzutaten auf den Spinatblättern verteilen.

② Bei Tisch bedient sich jeder selbst von Tofu–Avocado-Paste, Petersilie, Haselnüssen, Milchsäurevergorenem und Hefeflocken.

Rüben mit Radicchio

2 weiße Rüben
4 Stangensellerie, in Ringe geschnitten
2 Tassen Roggensprossen
2 Radicchio, geteilt · 1 Tasse Luzernengrün
Sauce Vinaigrette (siehe Seite 68)
2 Frühlingszwiebeln, gehackt
½ Tasse Sonnenblumenkerne
200 g Milchsäurevergorenes Ihrer Wahl
Hefeflocken · Nori-Alge, in Streifen geschnitten

① Die Rüben in 2,5 cm lange und 1 cm dicke Stücke schneiden.

② Die Rübenstifte und die übrigen Gemüsezutaten auf Luzerne und Radicchio verteilen.

③ Die Sauce Vinaigrette mit den Zwiebeln verfeinern.

④ Bei Tisch bedient sich jeder selbst von Vinaigrette, Sonnenblumenkernen, Milchsäurevergorenem, Hefeflocken und Nori.

Schwarzwurzel

Scorzonera hispanica
Korbblütler
Compositae

auch genannt:
Gartenschwarzwurzel, Winter-
spargel, Schötzenmiere, Skorzoner
Wurzel

Geschichte

Verhältnismäßig neu ist die Entdeckung der Schwarzwurzel als
Gemüsepflanze.
Sie ist, so sagt MATTIOLI aus Siena in einem der ersten italieni-
schen Kräuterbücher, zart und von lieblichem Geschmack.
Die Schwarzwurzel heißt im Italienischen »scorzone«, zugleich
Name einer schwarzen Giftschlange.
Und so war es nun folgerichtig, nach dem Prinzip »Gleiches mit
Gleichem ...«, in der Wurzel ein Gegengift zu sehen. Nicht nur
gegen den Schwarzen Tod — die Pest — galt die Wurzel als Arznei,
auch gegen Schwindel und Epilepsie.
Seit 1770 wird sie im Gemüsebau angepflanzt und verdrängte die
damals beliebten Haferwurzeln.

Botanik

Eine Unzahl »wilder Genossen« hat die Schwarzwurzel: 100 Arten
in der Gattung der »Scorzonera«.
Sie ist winterhart und wird heute einjährig kultiviert.
Hochwachsend trägt sie lanzettförmige Blätter. Die Wurzeln, ca.
4 cm dick und 40 cm lang, haben eine korkartige Schale.

Inhaltsstoffe

Die schlanke Schwarzwurzel hat einen hohen Nährwert. Sie ist
reich an Eiweiß und Fett.

Vitamine:	Provitamin A, B₁, C und das selten in Gemüsen vorkommende E
Mineralien:	Calcium, Kalium, Phosphor, Eisen, Natrium, Spurenelemente und Enzyme

Glykoside (d. h. spaltbare Pflanzenstoffe): Inulin, Asparagin, Cholin und Lävulin

Möglicher therapeutischer Nutzen

Die Wurzel ist Diätpflanze erster Güte.
Mit dem hohen Gehalt von Inulin hat sie eine besondere Bedeutung für Diabetiker.
Die Wurzeln gelten als Nervennahrung, sind blutbildend und entwässern.

SCHWARZWURZELN ZU TISCH

»Eine trefflich gesunde Nahrung dem Geblüte und Leibe gibet.«
Das feine Wurzelgemüse ist fest mit spargelartigem Geschmack.
Aus der angeritzten Wurzel tritt eine cremige Sahne aus, ein Mittel gegen Gicht.
Mit dem bekannten Buch »*Jardinier français*« brachte ein anonymer Autor die Schwarzwurzel bei den Franzosen ins Gespräch. Nach Deutschland kam sie um 1700.

Erntezeit: Oktober bis April

Einkauf und Lagerung

Beim Einkauf ist darauf zu achten, daß keine Wurzel abgebrochen ist. Das Gemüse kann im Sandkasten kühl lagern.

Vorbereitung

Die Vorbereitung ist nicht einfach. Aber mit Geschick, Übung und Handschuhen wird sie gelingen.
Die Schwarzwurzeln werden gut gewaschen, gebürstet und geschrubbt, bzw. geschabt.
Damit die Wurzeln weiß bleiben, sollten sie umgehend gerieben oder während der Zubereitung in Essigwasser gelegt werden (so kurz wie möglich, um wertvolle Stoffe nicht auszuspülen).
Bei Schwarzwurzelsalaten wird immer die Sauce zuerst bereitet. Mit ihr kann dann die schnell oxidierende Wurzel sofort nach dem Raspeln ummantelt werden.

Kräuter:

z.B.:   *Kresse, Rettichgrün*

Reste vergären: siehe *Milchsäuregärung*

Schwarzwurzeln mit Fenchel

4 Schwarzwurzeln, geraspelt · Saft von ½ Zitrone
3 Fenchel, in feine Streifen geschnitten
2 kleine Zwiebeln, in Kuben geschnitten
3 Tassen Linsensprossen · 2 Tassen Gerstensprossen
1 Salat Ihrer Wahl · 1 Handvoll Kresse
Pflaumenpaste (siehe Seite 73)
½ Tasse Haselnüsse
200 g Milchsäurevergorenes Ihrer Wahl
Hefeflocken

① Die Schwarzwurzeln mit Zitronensaft übergießen und mit den übrigen Salatzutaten auf Kressegrün und Salatblättern anrichten.

② Bei Tisch bedient sich jeder selbst von Pflaumenpaste, Haselnüssen, Milchsäurevergorenem und Hefeflocken.

Variante:

Anstelle der Linsensprossen: pikant-aromatische Sprossenmischung, siehe *Sprossen*.

Schwarzwurzelscheiben mit Vinaigrette

4 Schwarzwurzeln, in dünne Scheiben geschnitten
1 Tasse Shiitake, gedünstet
4 Chicorée, in Streifen geschnitten
2 Stangen Porree, in feine Scheiben geschnitten
1 Tasse Mungbohnensprossen · ½ Tasse Leinsamensprossen
½ Tasse Bockshornkleesprossen
3 Handvoll Feldsalat · 1 Tasse Luzernengrün
Sauce Vinaigrette (siehe Seite 68) · ½ EL Miso
½ Tasse Walnüsse · 200 g Milchsäurevergorenes Ihrer Wahl
Hefeflocken

① Die Vinaigrette mit Miso vermischen.

② Die Gemüsezutaten auf Feldsalat und Luzernengrün verteilen, einen Teil der Sauce über die Schwarzwurzeln geben, um das Oxidieren zu verhindern, den Rest später reichen.

③ Bei Tisch bedient sich jeder selbst von Walnüssen, Milchsäurevergorenem und Hefeflocken.

Schwarzwurzeln
mit Kräutermayonnaise

---

6 Schwarzwurzeln, gerieben · Saft von 1 Zitrone

2 Möhren, gerieben · ½ Chinakohl, in feine Streifen geschnitten

2 Tassen Roggensprossen · 1 kleine Zwiebel, gerieben

2 Handvoll Sonnenblumengrün · 2 Tassen Luzernengrün

Mayonnaise (siehe Seite 69)

*gemischte Kräuter, gehackt (z. B. Kresse, Bockshorn-
kleesamen, Schnittlauch etc.)*

½ Tasse Mandeln, gestiftet

200 g Milchsäurevergorenes Ihrer Wahl

Hefeflocken

---

① Schwarzwurzeln reiben, sofort mit Zitronensaft beträufeln und mit den übrigen Salatzutaten auf Sonnenblumen- und Luzernengrün verteilen.

② Die Mayonnaise mit den Kräutern mischen.

③ Bei Tisch bedient sich jeder selbst von Kräutermayonnaise, Mandeln, Milchsäurevergorenem und Hefeflocken.

Variante:

Anstelle der grünen Würzkräuter für die Mayonnaise: eine gute Portion schwarzer Pfefferkörner, im Mörser grob zerstoßen.

Schwarzwurzeln
in schwedischer Sauce

6 Schwarzwurzeln, in feine Scheiben geschnitten
Saft von ½ Zitrone
3 rote Bete, fein geraspelt · 6 Rosenkohl, fein geschnitten
8 getrocknete Pflaumen, geweicht
1 Tasse Kichererbsensprossen · 1 Tasse Roggensprossen
2 Tassen Buchweizengrün
SAUCE:
2 Boskop, in einem Glas Wein gekocht, durch ein Sieb passiert und ausgekühlt
¼ Stange Meerrettich, gerieben
Mayonnaise (siehe Seite 69)
schwarzer Pfeffer aus der Mühle
½ Tasse Sonnenblumenkerne · 200 g Sauerkraut
Hefeflocken

① Schwarzwurzeln schneiden, sofort mit Zitronensaft beträufeln und mit den anderen Salatzutaten auf dem Buchweizengrün verteilen.

② Die schwedische Sauce aus den angegebenen Zutaten bereiten.

③ Bei Tisch bedient sich jeder selbst von schwedischer Sauce, Sonnenblumenkernen, Sauerkraut und Hefeflocken.

Variante:

Anstelle des Buchweizengrüns: Weißkohlblätter

Schwarzwurzeln mit Hizikialgen

6 Schwarzwurzeln, geraspelt · Saft von ½ Zitrone
4 Möhren, in Scheiben geschnitten · 2 Tassen Hiziki, gedünstet
3 Tassen Mungbohnensprossen
2 Spitzkohlblätter, fein geschnitten · 3 Tassen Luzernengrün
Tofu-Avocado-Paste (siehe Seite 72)
½ Tasse Walnußkerne, gehackt
200 g Milchsäurevergorenes Ihrer Wahl
Hefeflocken

① Die Schwarzwurzeln mit Zitronensaft übergießen und mit den anderen Salatzutaten auf Luzernengrün und Spitzkohlblättern verteilen.

② Bei Tisch bedient sich jeder selbst von Tofu-Avocado-Paste, Walnußkernen, Milchsäurevergorenem und Hefeflocken.

Spargel

Asparagus officinalis
Liliengewächs
Liliaceae

Geschichte

»Asparagos« bedeutet, aus dem Griechischen übersetzt, »Nichtgesäter«.
Der Ursprung des Spargels wird in den Salzsteppen und sandigen Meeresdünen Osteuropas sowie Vorder- und Mittelasiens vermutet.
Reliefs im Lande des Nils zeigen seine frühe Beliebtheit. Auf den Speisezetteln stand er oben. Zur Entschlackung war er Medizin.

In großen Körben wurde Spargel auf die »letzte Reise« mitgegeben.

In Griechenland und Rom war Spargel therapeutische Frühjahrsspeise. CATO (234–149 v. Chr.) und COLUMELLA (1. Jahrhundert n. Chr.) schrieben ausführlich über den Anbau von Platos und Cäsars Lieblingsgericht.

Allein der Adel konnte sich die grünen Stangen leisten.

Arbeitsaufwendig ist die Pflege des Spargelbeetes.

Im Mittelalter schrieb ALBERTUS MAGNUS (1193–1280) zum Thema Spargel. Aus Renaissance-Büchern wissen wir, daß Spargel gegessen wurde, der wild auf Auenwiesen wuchs und als Frühjahrsmedizin betrachtet wurde. Auch galt der Spargel als Aphrodisiakum und wurde gelobt:

»Spargel seind der Herze schleck und vor allem anderen kreütere gelobt.«

Botanik

Spargel ist eine Staudenpflanze. Aus dem mächtigen Wurzelballen wachsen verdickte Triebe, die Stangen.

Schuppenartige Blättchen verteilen sich über die Stange und verdichten sich zum Kopf.

Sobald die Erde aufbricht und die Sprosse hervorlugt, wird er gestochen.

Damit er recht lang wächst, wurde der Spargel mit dem Hügelbeet überlistet.

Die Staude braucht bis zur ersten Ernte drei Jahre. Dann kann der Spargelbauer ernten, Jahr für Jahr, insgesamt neunmal.

Im Herbst, nach der Ernte, weht auf den Hügelbeeten das Spargelkraut. Es wird bis zu 150 cm hoch, reich verzweigt mit feinsten »Nadeln« und roten Beeren. Es bildet Reserven für den Wurzelstock und somit für den Austrieb im kommenden Frühjahr.

Inhaltsstoffe

Eiweiß, Kohlehydrate
Der Spargel gilt als Schlankmacher.

Vitamine:	Provitamin A, B_1, B_2, B_3 und sehr viel C
Mineralien:	Phosphor, Kalium, Calcium, Natrium, Eisen, Kupfer, Schwefel
ätherische Öle:	schwefelhaltige ätherische Öle und Enzyme

Die grünen Spargelsorten sind die vitaminreichsten.

Möglicher therapeutischer Nutzen

Die botanische Bezeichnung »officinalis« (lat. »Arznei«) spricht für sich.

Asparagin, Kalium und andere Stoffe entwässern, entschlacken und regen den Stoffwechsel an. Spargel reinigt das Blut. Deshalb auch sein Titel »Polizist der Niere«.

Wegen seiner Kalorienarmut ist er wichtig für Diabetiker.

Phytotherapeuten verweisen auf die starke Reizwirkung des Spargels und warnen besonders Menschen mit einer Neigung zu Nierensteinen und Blasenirritationen vor übermäßigem Genuß.

SPARGEL ZU TISCH

Dank an den »Großen Kurfürsten«. Im sandigen märkischen Boden ließ er Spargel anbauen. Wen wundert's, er war Spargelgenießer par excellence und dabei in guter Gesellschaft. Auch Goethe war dem Gemüse zugetan.

Deutscher Spargel, wie wir ihn heute aus Schwetzigen, Ingelheim und vom Niederrhein kennen, ist ebenmäßig rund, gleichmäßig lang und cremeweiß. Das ist eine Erfindung des 19. Jahrhunderts: er erblaßte.

Bis dahin gab es nur Grünspargel.

Roher Spargel? Ungewohnt, in der Tat!

Ich erinnere mich meines ersten Probierens. Zunächst Befremden. Doch sehr, sehr fein geschnitten wird er zu einer knackigen Gemüselust.

Gestochen und ab in die Küche. Diese Frische ist purer Genuß! Ich wähle weißen oder grünen, relativ dünnen Spargel und schäle ihn sorgsam. Wegen der starken Wirkung ist der Spargel im Salat eine Zutat.

Erntezeit: April bis Juni
»Kirschen rot, Spargel tot«,
d. h. am 24. Juni ist Ende der Ernte.

Lagerung

In ein feuchtes Tuch geschlagen, wird der Spargel im Kühlschrank höchstens 2 Tage aufbewahrt.

Vorbereitung

Waschen und schälen, immer von oben nach unten; bei holzigem Spargel großzügig kappen.

Kräuter:

z. B.:   *Schnittlauch, Petersilie, Dill*

Rat

Ich esse zu Spargelsalaten nicht gerne Milchsäurevergorenes. Dafür trinke ich eine halbe Stunde vor der Mahlzeit vergorenen Saft.

Spargelsalat mit Pinienkernen

12 Stangen Spargel, geschält und in sehr feine Scheiben geschnitten
2 Handvoll junger Spinat, geputzt und in Streifen geschnitten
4 Möhren, in Stifte geschnitten · 2 Tassen Mungbohnen
2 Tassen Luzernengrün · 1 Bund Brunnenkresse
Sauce Vinaigrette mit Kräutern (siehe Seite 68)
½ Tasse Pinienkerne · Hefeflocken

① Die Salatzutaten auf Luzernengrün und Brunnenkresse verteilen.

② Bei Tisch bedient sich jeder selbst von Kräutervinaigrette, Pinienkernen und Hefeflocken.

Variante:

Anstelle der Kräutervinaigrette: Joghurt-Sahne-Sauce mit Zitrone.

Spargelsalat mit Sesampaste

8 Stangen Spargel, in sehr feine Scheiben geschnitten
2 Bund Radieschen, in Scheiben geschnitten
250 g Stielmus, fein geschnitten
1 Bund Frühjahrszwiebeln, in feine Scheiben geschnitten
2 Tassen Weizensprossen
2 Tassen Roggensprossen · 2 Tassen Linsensprossen
1 kleiner grüner Salat
Leichte Sesampaste (siehe Seite 74)
Hefeflocken

① Die Gemüsezutaten auf den Salatblättern verteilen.

② Bei Tisch bedient sich jeder selbst von Sesampaste und Hefeflocken.

Variante:

Anstelle der Linsensprossen: Mungbohnensprossen

Spargelsalat mit Mairüben

6 Stangen Spargel, in feine Scheiben geschnitten
6 Mairübchen, geraspelt · 4 Möhren, geraspelt
4 Tassen Mungbohnensprossen
2 Handvoll Spinat · 3 Tassen Luzernengrün
1 Bund Brunnenkresse
Mayonnaise (siehe Seite 69)
1 Tasse frische grüne Kräuter, gehackt
½ Tasse Mandelsplitter · Hefeflocken

① Die Salatzutaten auf Spinat, Luzernengrün und Brunnenkresse verteilen.

② Die Mayonnaise mit den Kräutern mischen.

③ Bei Tisch bedient sich jeder selbst von Kräutermayonnaise, Mandelsplittern und Hefeflocken.

Variante:

Anstelle der Brunnenkresse: ein grüner Salat Ihrer Wahl.

Speisepilze

Obwohl in einigen Rezepten Champignons erwähnt sind, finden Pilze in der Rohkost wenig Raum.

Über die Inhaltsstoffe hinaus ist wenig über ihre pharmakologische Wirkung bekannt.

Sie werden industriell gezüchtet. Darum haben sie in der Lichtkost nicht den hohen Stellenwert wie einheimische Gemüse aus biologischem Anbau.

Die duftenden Pfifferlinge z.B. sind als »Rohlinge« ein Vergnügen und doch, wie nachweislich auch andere Waldpilze, wegen ihrer Belastung mit Schadstoffen nicht empfehlenswert.

Wir müssen auf natürlich gewachsene Pilze verzichten. An ihnen kann man die Tragik unserer Gegenwart ablesen. Daß industrielle Züchtung ein Vakuum füllt, macht uns nachdenklich.

Laut Überlieferung sind Pilze in China Symbole langen Lebens. Mu-Err, die schwarze Chinamorchel, gilt in der Volksheilkunde als Mittel gegen Kopfschmerzen und Herzinfarkt.

Austernpilze
auch genannt:
Austernseitling, Röstling, Baumpilz, Kalbfleischpilz

Pleurotus ostreatus

Austernpilze: ein Fleischersatz!

Wer seiner Lust auf Fleisch nachgeben möchte, mischt unter die Rohkost wenige angedünstete Austernpilze. Der »Kalbfleischpilz« hat milden Waldgeschmack und eine Konsistenz, die sein Name verheißt.

Inhaltsstoffe

Eiweiß

Vitamine: B und E

Mineralien: Calcium, Phosphor, Magnesium, Eisen
               und Enzyme

Champignons

Agaricus sp.

Ein Hutpilz mit vielen Arten:

Wiesenchampignon
Waldchampignon
Anischampignon
brauner Champignon

Hier stellt sich vor: der »Champignon de Paris«, der im Dunkeln
gezüchtete.
Die Champignonkultur wurde im 17. Jahrhundert in Frankreich
entdeckt. Der Pilz wurde in dunklen, feuchten Kellern, in stillge-
legten Bergwerken oder Steinbrüchen kultiviert.
Heute werden Champignons in speziellen Klimahäusern mit My-
zel und Nährstoffen gezüchtet — unabhängig von der Jahreszeit.
»Frische deutsche Champignons«: Diese Werbung wäre zu überprüfen. In der Tat — Champignons sollten frisch sein, sonst verlieren sie ihren Biß. Mit ihm verflüchtigen sich die Inhaltsstoffe.
In Folie verpackte Pilze entziehen sich der Überprüfung. Vorsicht
also!

Inhaltsstoffe

Eiweiß, Kohlehydrate, Fett

Vitamine: B_1, B_2, B_3, C und E
Mineralien: Kalium, Calcium, Phosphor, Magnesium, Eisen
             und Enzyme

Reste vergären: siehe *Milchsäuregärung*

Shiitake

Lentinus edodes

auch genannt:
Pasaniapilz, Tongupilz

Der gedünstete Shiitake ist, wie der Austernpilz, eine gute Zutat. Er kann ein Fleischsubstitut sein.
Ursprünglich wuchs der aus China stammende Pilz auf eingekerbten Knüppeln bestimmter Laubbäume, heute innerhalb einer Kulturpilzproduktion, wie der Champignon.
Das saftige Fleisch des Shiitake hat einen hervorragenden Geschmack und bemerkenswerte pharmakologische Wirkung.

Inhaltsstoffe

hoher Eiweißgehalt

Vitamine: die selten in Pflanzen vorkommenden Vitamine B_{12} und D_2
und Enzyme

Möglicher therapeutischer Nutzen

Langzeitversuche belegen, daß regelmäßiger Shiitakeverzehr Antivirus- sowie Antitumoreffekte erzielen kann.
Besonders dieser wird in Japan wissenschaftlich untersucht. Im Shiitake werden Stoffe vermutet, die das Immunsystem stärken und das Cholesterin senken.

Sprossen, Gemüsesprossen

In verschiedenen Büchern bin ich ausführlich auf die vielfältigen Qualitäten der Sprossen und Grünkräuter eingegangen. Ein kurzer Rückblick vergegenwärtigt die einzigartige Sprosse als den Lichtträger schlechthin.
Sprossen entwickeln sich nach ca. 4 Tagen aus dem Samen zum

Keimling. Sie werden gegessen, bevor sie ihre Energie zur Bildung der ersten Blättchen aufzehren.

Keimlinge, zwischen dem 7. und 12. Tag geerntet, heißen »12-Tage-Kraut« oder »Grünkraut«.

Sprossen:

Sie sind die Repräsentanten der Rohkost, lebendige Nahrung.

Sie sind das frischeste Gemüse.

Ihr Geschmack ist ureigen, unverfälscht.

Als Wintergemüse sind sie preiswerter als jedes andere.

Sie sind vorverdautes Lebensmittel mit allen essentiellen Inhaltsstoffen. Ihr Vitamin-, Mineral- und Enzymgehalt ist gegenüber Gemüse vergleichsweise hoch.

Sprossen wachsen in 3 bis 6 Tagen im Zimmergarten ohne viel Aufwand.

Das Grün im Zimmer macht den Stadtmenschen unabhängig von Jahreszeit und Markt.

Ihre Enzyme sind Quelle und Bausteine fürs Leben.

Sprossen sind Medizin.

Geschichte

Schon vor 5000 Jahren waren Sprossen in China Medizin. Eine Liste über ihre Heilwirkungen hielt der Kaiser Sheng Nung in seiner Pflanzenkunde fest. In der Nachfolge nimmt der Naturkundler Tao Hung das Thema auf und verordnet sie bei Verdauungsproblemen, Haar, Hauterkrankungen und Ödemen.

Gegen Skorbut gefeit, konnte Kapitän Cook 1772, mit Vitamin C an Bord, leichten Herzens zu einer Weltumsegelung aufbrechen. Nicht nur Fässer mit Sauerkraut waren geladen. Auf großen Leinentüchern wurde gesät und geerntet: Sprossen.

Ökologie und Sprossen

Wenn wir Sprossen essen, umgehen wir Lagerkosten und Transportwege. Mit wenig Energie ernten wir ohne Mineraldüngung und Pestizide.

Sprossenzucht: der Natur wieder näher kommen

Bei täglicher Saat und Ernte sind Sprossen ein Angebot an unser ästhetisches Empfinden. Die Natur nötigt uns wieder ein »Danke-schön« ab.

Ein Same erwacht

Samen sind lebendig und atmen. Jedes dieser Energiebündel ist zugleich Keimpflänzchen (Embryo), Nährgewebe (Endosperm), Frucht- und Samenschale.

Während der Reife schließt der Wachstumsprozeß ab. Der Samen geht vom Aktiven in die passive Samenruhe über. Das heißt: Im komprimierten Samen ist die Feuchtigkeit gering. So überdauert er mit seinen Schutzstoffen die Lagerung bis zum neuen Aufwachen und die Keimfähigkeit bleibt über Jahre erhalten. Wenn jedoch Wasser, Sauerstoff und Wärme einwirken, beginnt sein Stoffwechsel.

Inhaltsstoffe

Kohlehydrate:

Die Kohlehydrate im Samen werden während des Keimens in Zweifach- und Einfachzucker abgebaut. Wir schmecken es in den süßlichen Getreidesprossen.

Auch die Kohlehydrate der Leguminosen (Hülsenfrüchte) spalten sich in der Keimung auf. Mungbohnen-, Linsen- und Kichererbsensprossen sind roh bekömmlicher, als wenn diese Hülsenfrüchte gekocht werden.

Eiweiß:

Der Gehalt bleibt während der Keimung nahezu konstant. Aus den verschiedenen Eiweißen werden die einzelnen Aminosäuren freigesetzt, d. h. in eine höhere Form überführt. Die Eiweißqualität des Keimlings wird, verglichen mit dem Samen, aufgewertet.

Fett:

In der Keimung kommt es zu einer Aufwertung der ungesättigten Fettsäuren, d.h. auch hier erfolgt eine ernährungsphysiologische Verbesserung.

Enzyme:

Ohne Enzyme kein Stoffwechsel. Sie sind Quelle und Bausteine für Stoffwechsel und Leben schlechthin.

Enzyme werden Stoffe genannt, die in allen lebenden Organismen vorkommen und in biochemische Abläufe eingreifen. Sie lenken den Stoffwechsel, sie beschleunigen chemische Reaktionen, jedoch sie selbst verändern sich nicht. Nie wieder kommen in einer Pflanze so geballt Enzyme vor wie im ersten Wachstumsstadium.

Vitamine:

Der extreme Anstieg der Vitamine in den Sprossen ist sprichwörtlich. Während der Keimung ist der Verbrauch gering, die Neubildung ist bemerkenswert, vor allem die der wichtigen C- und E-Vitamine.

Z.B. Hafer: Der Vitamin–C–Gehalt steigt um 600%, Vitamin E um 33%.

(Weiterführende Tabellen: siehe z.B. Rose-Marie Nöcker, »Das große Buch der Sprossen und Keime«.)

Überzüchtete Sprossen bilden Blättchen. Ihre Vitamine haben sie größtenteils aufgezehrt.

Nur bestimmte Samen können zu Grünkraut werden.

Mineralien:

Extrem ist der steigende Calciumgehalt in den Sprossen. Der Eisengehalt z.B. wird teilweise aufgezehrt. Trotzdem sind Luzernengrün und Linsenkeimlinge hervorragende Eisenlieferanten.

Im Vergleich zu anderen Salatgemüsen sind Sprossen reich an Kalium, Calcium, Phosphor und Eisen.

Vitamin- und Mineralstoffgehalt in Keimlingen und Gemüsen

Angaben in Milligramm pro 100 Gramm Frischsubstanz	Vitamine			Mineralstoffe					Bal-last-stoffe
	Ascor-bin-säure (C)	Thia-min (B₁)	Nia-cin	Ka-lium	Cal-cium	Phos-phor	Ma-gne-sium	Eisen	
Keimlinge: Alfalfa	10,3	0,07	1,12	64	28	2	50	2,8	6,8
Mungbohne	13,0	0,14	0,50	180	16	48	21	1,1	2,0
Linse	33,8	0,31	–	–	12	–	–	3,0	4,4
Sojabohne	24,0	0,38	1,76	572	96	92	65	1,4	8,8
Gemüse: Chicorée	15,0	0,07	0,03	192	26	26	13	0,7	1,3
Paprika	210,0	0,10	0,6	213	10	26	12	0,7	2,2
Tomate	36,0	0,09	0,9	297	13	27	20	0,5	1,8

Quellen: – Boese/Rohde/Meier-Ploeger:
›Keimlinge – eine Bereicherung des Gemüseangebotes?‹,
AID Verbraucherdienst 31, Heft 3

– ›Die große GU Nährwert-Tabelle‹,
GU 90/91

Tabelle: Stiftung Warentest, test, Sonderheft Ernährung, 1990, S. 71

Standort, Wasserqualität und häufiges Spülen können den Mineralgehalt ansteigen lassen.

Weitere Inhaltsstoffe

Der Ballaststoffanteil in Sprossen ist, verglichen mit anderen Gemüsen, sehr hoch, denn der Wassergehalt steigt von 10% auf ca. 70% während der ersten Tage an.

Schutzstoffe in Samen

Zur Erhaltung der Art bzw. um die frühzeitige Keimung zu verhindern, sind im Samen Pflanzengifte als Schutzstoffe enthalten. Hierzu gehören z.B. Phytinsäure, Hämaglutinine und Enzyminhibitoren. Nachweislich werden sie in der Keimung so reduziert, daß sie nicht schädlich sind.

Wichtig: Täglich gründlich spülen und die Keime nur der Tabelle entsprechend ernten.

Das Luzernengrün sollte nicht vor dem 6. Tag geerntet werden.

Nitrat in Sprossen

Leider gibt es über die Nitrate wenige Untersuchungen.

Aber vorweg:

Nitrat ist kein Gift, sondern ein notwendiger Eiweißbaustein. Da es sich jedoch im Magen zu Nitrit wandelt und sich mit Aminen zu krebserregenden Nitrosaminen verbinden kann, müssen wir die tägliche Nitratmenge so klein wie möglich halten.

Die Sorge wegen des Nitrats im Trinkwasser und Treibhausgemüse ist berechtigt. In Sprossen, so eine Untersuchung an der Fachhochschule Niederrhein (Boese und Rohde, 1985), kann es in der Tat zum Problem werden, wenn bei der Zucht Trägermaterialien wie Watte und Vliese verwendet werden.

Eiweißreiche Samen, z.B. Hülsenfrüchte, sind nitratarm. Ihre Keimlinge jedoch erreichen durch die Eiweißmobilisierung relativ hohe Nitratwerte. Beim Wachsen wird das Nitrat zum Aufbau neuer Eiweißstoffe in den Sprossen verwendet. Da Licht zum Aufbau von Eiweiß nötig ist, sollten Sprossen im Hellen gezüchtet werden. Dann vermindert sich das Nitrat.

Therapeutischer Nutzen

Sprossen sind hochwertige Roh- bzw. Lichtkost, lebendig und leicht verdaulich.
Enzyme, Vitamine, Mineralien und Spurenelemente helfen unser Immunsystem zu schützen. Sprossen wirken gegen vielerlei Gift- und Schadstoffe, Viren und Fettablagerungen in den Blutgefäßen.
Heil- und Ernährungswert der Sprosse ist durch Enzymgehalt belegt.
Enzyme in Sprossen stimulieren die körpereigenen Abwehrkräfte, verringern das Krebsrisiko und senken die Infektionsgefahr. Im Alter ist unser Körper nicht mehr in der Lage, die Vielzahl der Enzyme selbst zu produzieren, die er benötigt. Sie müssen mit der Nahrung aufgenommen werden.
So können Sprossen den klassischen Stoffwechselerkrankungen wie Krebs, Rheuma, Herz- und Kreislaufbeschwerden vorbeugen. Die Enzyme in Sprossen helfen bei Blähungen, Verdauungsstörungen, Altersflecken und Warzen, schlechtheilenden Wunden und faltiger Haut. Sprossen bewirken Schönheit von innen.

Sprossenzucht – praktisch

Voraussetzung für die Qualität der Sprossen ist biologisch gewachsener Samen mit höchster Keimfähigkeit. Er ist im Reformhaus erhältlich.
Samen aus Fachgeschäften für Gartenbedarf u. ä. sind nur fürs Freiland bestimmt. Sie sind chemisch behandelt und dürfen nicht in der Sprossenzucht verwendet werden.
Die Sprossen der aufgeführten Samen eignen sich besonders gut zum rohen Verzehr.
Erhältlich sind auch Mischungen, die z.B. als »pikant-aromatisch« oder »mild-aromatisch« bezeichnet werden (siehe *Anhang*).

Samen für die Sprossenzucht	Einweichzeit in Std.	Ernte nach ca. Tagen	Samenmenge, um 1 Tasse Sprossen zu erhalten
Bockshornklee	8	2	$\frac{1}{4}$ Tasse
Buchweizen	—	2	$\frac{1}{3}$ Tasse
Gerste	8	3–4	$\frac{1}{2}$ Tasse
Hafer	—	3–4	$\frac{1}{2}$ Tasse
Hirse	12	3	$\frac{1}{2}$ Tasse
Kichererbse	18	3	$\frac{1}{3}$ Tasse
Kürbis	12	3	$\frac{1}{2}$ Tasse
Leinsamen	—	2–3	$\frac{1}{2}$ Tasse
Linsen	12	2–3	1 EL
Mungbohnen	12	3	1 EL
Roggen	12	3	$\frac{1}{2}$ Tasse
Sesam	8	1–2	1 EL
Sonnenblume	6	1–2	1 Tasse
Weizen	12	2–3	2 EL

Gelbe Sojabohnen, gelbe Gartenerbse und *Adzuki*

sind sehr speziell im Geschmack und wegen ihres hohen Stärke-anteils nicht so einfach zu züchten. Sie haben Schutzstoffe, die zwar in der Keimung abgebaut werden, aber den Anfänger durch ihren intensiven, herben Geschmack abschrecken.

Geräte für die Sprossenzucht

Einfache Einmachgläser, Gummiringe, weißer Fliegendraht (aus Kunststoff) zum Verschließen der Gläser, in Haushaltswarenge-schäften erhältlich.

Oder:
spezielle Sprossenzuchtgeräte von Biokosma aus dem Reformhaus. Sie sind spülmaschinenfest und aus umweltfreundlichem Acrylglas. Die notwendige Hygiene ist garantiert (siehe *Anhang*).

Grundregeln für die Sprossenzucht

1. Zuerst die Samen mit lauwarmem Wasser gründlich waschen, Schmutzpartikel, Hülsen, zerbrochene Kerne und Samen aussortieren.

2. Weichen Sie kleine Samen (z.B. Luzerne) ca. 6 Stunden ein, größere Samen (z.B. Mungbohnen oder Getreide) ca. 12 Stunden.

3. Achten Sie darauf, daß die Samen, die zu Sprossen wachsen sollen, feucht, aber nicht zu naß liegen.

4. Achten Sie auf eine gleichmäßige Temperatur von ca. 21 Grad.

5. Spülen Sie die Sprossen regelmäßig, mindestens 2mal täglich, möglichst zur gleichen Zeit.

6. Lassen Sie den Sprossen, da sie sich beim Wachsen bis zum Siebenfachen ihres ursprünglichen Volumens ausdehnen, hinreichend Raum.

Zusammenfassung der Sprossenzucht im Einmachglas

1. Samen gründlich waschen, dann einweichen.

2. Das Einweichwasser abgießen.

3. Das Einmachglas mit Fliegendraht verschließen und in Schräglage stülpen, so fließt das Wasser ab und Sauerstoff zu.

4. Täglich zweimal spülen und anschließend wieder in Schräglage bringen.

5. Die in der Tabelle angegebene Keimdauer beachten.

Hygiene in der Sprossenzucht

Das feuchtwarme Milieu des Sprossengerätes ist für Hefen und Schimmelpilze ein ideales Klima.

Waschen, einweichen und spülen. Samen und Sprossen verlangen unbedingte Sauberkeit!

Gläser und Keimgeräte mit Bürste, kochendem Wasser oder in der Spülmaschine reinigen.

Es empfiehlt sich nicht, Sprossen auf feuchtem Trägermaterial wachsen zu lassen (Styropor, Vlies, Watte). Solche Materialien bieten Boden für Schimmelpilzkulturen.

Spülen Sie die Keimlinge vor dem Verzehr mit heißem Wasser. Das reduziert eine eventuelle Belastung.

Lagerung von Sprossen

Für einige Tage können Sprossen im Kühlschrank in einer verschlossenen Dose gelagert werden. Ihr Wachstum verringert sich, bleibt aber nicht stehen.

Wichtig ist, die Sprossen weiterhin täglich ausgiebig zu wässern und zu spülen.

Reste vergären: siehe *Milchsäuregärung*

Grünkraut

Wir unterscheiden zwischen Sprossen- und Grünkrautzucht. Grünkräuter wachsen in 8 bis 12 Tagen und heißen darum auch »12-Tage-Kräuter«.

Grünkräuter ziehen ihre Kraft aus der Energie des Lichts. Chlorophyll macht das Grünkraut zum Heiler.

Chlorophyll   bildet und reinigt Blut,
                      stärkt die Zellen,
                      vermehrt die Abwehrkräfte,
                      hemmt Entzündungen,
                      regt Kreislauf und Stoffwechsel an,

hilft bei Allergien und Verdauungsproblemen, lindert Mundgeruch.

Die Wirkung des Chlorophylls wird ergänzt durch: Bitterstoffe, Scharfstoffe, ätherische Öle, Gerbstoffe und Sekretine. Diese Essenzen haben die verschiedensten Wirkungen: Sie

aktivieren Leber, Galle und Darm,
fördern die Sekretion der Verdauungsorgane und die Assimilation der Nährstoffe,
reinigen und entschlacken,
wirken antibakteriell,
helfen dem Stoffwechsel beim Abbau der Umweltgifte.

Grünkraut – praktisch

Die eingeweichten Samen (kleine Samen 6 Stunden, Getreide und größere Samen 12 Stunden) können auf Vlies (es darf nicht chemisch behandelt sein) ausgesät und feucht gehalten werden.

Samen für die Grünkrautzucht	Einweichzeit in Std.	Ernte nach ca. Tagen	Samenmenge, um 1 Tasse Grün zu erhalten
Bockshornklee	8	8	1 EL
Buchweizen	16	12	¼ Tasse
Gerste	8	12	½ Tasse
Hafer	–	12	½ Tasse
Kresse	–	6	1 EL
Luzerne	8	7	1,5 EL
Rettich	8	7	2 EL
Roggen	12	12	½ Tasse
Senf	8	8	3 EL
Sonnenblume	12	8–12	1 EL
Weizen	12	12	½ Tasse

Ich empfehle wegen der Hygiene und idealer Wachstumsbedingungen das »Hydro 12«-Gerät aus dem Reformhaus (siehe *Anhang*). Die Ernte liegt zwischen dem 8. und 12. Tag.

Stangensellerie

auch genannt:
Staudensellerie, Stielsellerie,
Bleichsellerie

Apium graveolens var. dulce
Doldengewächs
Umbelliferae

Geschichte

Bei Sellerie denken wir in erster Linie an die runde Knolle. Der Stangensellerie dagegen mit seinem herben Geschmack mutet uns wie ein Exote an.

Als dritten im Bunde gibt es den **Schnittsellerie,** kräftig würzig, der großblättrigen Petersilie ähnlich, doch fester in Stiel und Blatt. Seine wertvollen Mineralsalze sind verträglicher als Kochsalz.

Natürlich war der Stangensellerie den Ägyptern, Griechen und Römern bekannt!

Wie sein Bruder, der Knollensellerie, ist er von alters her Heilpflanze. Seine aromatischen Stengel und Blätter dienten dem Totenkult.

Im 17. Jahrhundert wurde der Stangensellerie erstmals in Frankreich kultiviert. Hier war er mit seinem strengen, doch zarten Geschmack bei Feinschmeckern begehrt.

Es ist unerklärlich, warum er auf seinem Weg von Süd nach Nord Deutschland umging.

Botanik

Wie Knollensellerie ist der Stangensellerie zweijährig. Versteckt unter den Blättern, kann man im Ansatz eine Knolle entdecken — ein Relikt aus der Verwandtschaft.

Die weißlich-gelben Blätter sind fein kanneliert. Aus der Blattrosette sprießt feines Würzgrün.

Inhaltsstoffe

Vitamine: A, B und viel Vitamin C
ätherische Öle
und Enzyme

Möglicher therapeutischer Nutzen

Seine ätherischen Öle regen Kreislauf und Stoffwechsel an. Sein Öl und die Mineralien entwässern und verstärken den Sekretfluß.

STANGENSELLERIE ZU TISCH

Sellerie ist in erster Linie Heilpflanze. Seinem vorzüglichen Aroma verdanken wir eine Medizin, die schmeckt.
Seit dem Mittelalter wird er als Würzpflanze kultiviert, wird aber auch in der Wildform gegessen.
Nach altem Rezept ist Selleriekochwasser Mittel gegen Rheumatismus; in Milch abgekocht, wirkt er gegen Husten.

Erntezeit: August bis Oktober

Lagerung

Stangensellerie läßt sich, in ein feuchtes Tuch gewickelt, gut im Kühlschrank lagern.

Vorbereitung

Stangensellerie waschen und in feine Streifen schneiden.
Mild und zart ist sein »grünes Herz«.

Kräuter:

z.B.: *Selleriegrün*

Reste vergären: siehe *Milchsäuregärung*

Stangensellerie
mit Tofu-Avocado-Paste

---

4 Stangen Sellerie, in Scheiben geschnitten

---

4 Möhren, in Stifte geschnitten

---

2 gelbe Paprika, in Kuben geschnitten

---

2 Fleischtomaten, gehäutet und in Scheiben geschnitten

---

1 Tasse Linsensprossen · 2 Tassen Roggensprossen

---

1 Tasse Rettichgrün

Tofu-Avocado-Paste (siehe Seite 72)

½ Tasse Haselnüsse

---

200 g Milchsäurevergorenes Ihrer Wahl · Hefeflocken

¼ Blatt Nori-Algen, in feine Streifen geschnitten

---

① Die Salatzutaten auf dem Rettichgrün verteilen.

② Bei Tisch bedient sich jeder selbst von Tofu-Avocado-Paste, Haselnüssen, Milchsäurevergorenem, Hefeflocken und Nori.

Variante:

Anstelle der Tofu-Avocado-Paste und der Haselnüsse: Kokospaste.

256

Stangensellerie mit Gorgonzola

4 Stangen Sellerie, in Stifte geschnitten
¼ Knolle Sellerie, grob geraspelt
2 Tassen Mungbohnensprossen
½ Tasse Leinsamensprossen · 2 Tassen Weizensprossen
3 kleine Radicchio
Joghurt-Sahne-Sauce mit Zitrone (siehe Seite 69)
1 mittelgroßes Stück Gorgonzola
½ Tasse Walnüsse · 200 g Milchsäurevergorenes Ihrer Wahl
Hefeflocken

① Die Salatzutaten auf den Radicchio-Blättern verteilen.

② In die Joghurt-Sahne-Sauce das Stück Gorgonzola einbrök-
keln und verrühren.

③ Bei Tisch bedient sich jeder selbst von Gorgonzolacreme, Walnüssen, Milchsäurevergorenem und Hefeflocken.

Stangensellerie mit Pflaumenpaste

6 Stangen Sellerie, geraspelt · 4 Möhren, in Stifte geschnitten
2 Tassen Linsensprossen · 1 Tasse Kichererbsensprossen
8 Wirsingblätter, kleingeschnitten · 1 Tasse Kresse
Pflaumenpaste (siehe Seite 73)
200 g Milchsäurevergorenes Ihrer Wahl
Hefeflocken

① Die Salatzutaten auf dem Wirsing verteilen und mit Kresse
umranden.

② Bei Tisch bedient sich jeder selbst von Pflaumenpaste, Milchsäurevergorenem und Hefeflocken.

Variante:
Anstelle der Kresse: 1 Tasse Rettichgrün

Tomate auch genannt:
Liebesapfel, Paradiesapfel, Paradeiser, Goldapfel

Lycopersicon lycopersicum
Nachtschattengewächs
Solanaceae

Geschichte

»Tuatle« oder »Tomatle« nannten die Azteken das wildwachsende Kraut und kultivierten das Nachtschattengewächs. Die tropische Pflanze hatte winzige Früchte, kleiner als Kirschen, und wuchs in den Anden Perus und Ecuadors.
Als Christoph Kolumbus 1498 das zweite Mal von Südamerika heimkehrte, brachte er Pflanzen mit. Eine davon war die Tomate. Ihr Geruch war eigenwillig, herb-bitter ihre kleinen Früchte.
Bis zu unseren heutigen Züchtungen war es ein langer Weg. Der »Peruapfel« schmeckte nicht und wurde allein zur Zierde in Botanischen Gärten gepflanzt.
Nur in Italien hatte die Tomate bald Erfolg. Seit 1560 ist bezeugt, daß sie sich großer Beliebtheit erfreute. Zärtlich wurde sie »Liebesapfel« genannt. Die Tomate stand in dem Ruf, die Liebessehnsüchte zu steigern.
Ende 1800 entdeckte Deutschland die Tomate. Der große Durchbruch gelang ihr aber erst nach dem Ersten Weltkrieg. Heute ist sie für Dose und Frischmarkt eines der beliebtesten Fruchtgemüse; ihre wirtschaftliche Bedeutung steigt.
In Südamerika ist die kleine bittere Urform vergessen. Die Tomate kehrte als Neuzüchtung in ihre Heimat zurück.

Botanik

Die frostempfindliche Tomate ist botanisch eine Beerenfrucht. Sie ist einjährig und wächst 150 cm hoch. Die Blätter des Nachtschattengewächses sind stark behaart und verströmen einen typischen Geruch.

Wir unterscheiden:

1. Runde Tomaten mit glatter Oberfläche (einschließlich Kirschtomaten)
2. Gerippte Tomaten mit mehr oder weniger unregelmäßiger Form (z.B. Fleischtomaten)
3. Tomaten mit länglicher, ovaler oder auch birnenähnlicher Form (z.B. Eiertomaten)

Inhaltsstoffe

Vitamine:	Provitamin A, B, C, E
Mineralien:	Natrium, Calcium, Magnesium, Phosphor und besonders viel Kalium sowie Spurenelemente und Enzyme

Tomaten enthalten, wie auch andere Nachtschattengewächse, Alkaloide. Das Tomatin, das Alkaloid der Tomate, wird bei der Ausreifung abgebaut. Ausgereifte Früchte sind, auch in größerer Menge, ungefährlich.

Möglicher therapeutischer Nutzen

1. Der Tomate wird eine besondere Ausgewogenheit ihrer Inhaltsstoffe nachgesagt. Die Tomate aus biologischem Anbau wird empfohlen bei Wachstumsstörungen, Blutarmut und Infektionsanfälligkeit.
2. Die anthroposophisch orientierte Medizin rät Krebskranken und zu Geschwülsten neigenden Menschen grundsätzlich von Tomaten ab.

TOMATE ZU TISCH

»Mala oethopica«, der lateinische Name, wurde ins Italienische
mit »pomi dei mori« übersetzt. Aber im Französischen wuchs aus
dem Mohrenapfel »pomme d'amour«, der Liebesapfel.
Sind die saftigen roten Früchte nur irrtümlich »Äpfel der Leiden-
schaft«?

Erntezeit: Juli bis Oktober
Nachgewiesenermaßen haben nur Freilandtomaten
den echten Tomatengeschmack und Vitamine.

Lagerung

Besonders bei Tomaten muß auf Qualität geachtet werden. In
Treibhäusern gewachsen, überdüngt und unreif geerntet, sind sie
nur bedingt Rohkost-Zutat.
Tomaten geben innerhalb der Lagerung Äthylen ab. Dieses Gas
beeinträchtigt bzw. bleicht andere Gemüse. Es ist also ratsam, Tomaten allein zu lagern.

Vorbereitung

Waschen und den Stielansatz großzügig herausschneiden.
Nur bei Tomaten aus garantiert ökologischem Anbau esse ich
auch die Schalen. Sowohl Wirk- als auch Schadstoffe lagern, besonders bei der Tomate, in der Schale.
Zum Häuten halte ich die Tomate kurz mit einer Gabel ins ko-
chende Wasser, anschließend läßt sie sich leicht pellen.

Kräuter:

z.B.:   *Basilikum ist die Vollendung.*

Frisch ist ihr Geschmack und kühlend ihre Wirkung. Es ist ein
Vergnügen, Fleischtomaten auszuhöhlen und sie mit Farcen oder
Pasten zu füllen.

Tomaten gefüllt mit

Champignonpaste,
auf einem Grund aus Schnittsalat,
übergossen mit Basilikum-Vinaigrette,

Magerquark und Linsensprossen (halb und halb),
auf einem Grund aus Schnittsalat,
übergossen mit Basilikum-Vinaigrette,

Magerquark und Linsensprossen (halb und halb),
auf Gurkenscheiben
mit Joghurt-Sahne-Sauce mit Zitrone,

Gurkenpaste und Bockshornkleesprossen,
auf einem zarten Wirsingblatt,
übergossen mit leichter Sesampaste,

gewürztem Tofu,
auf Salatblättern,
übergossen mit japanischer Sauce, kalt,

Kürbispaste
auf einem Kressebett.

Tomaten mit Pesto

6 Fleischtomaten, gehäutet und geschnitten
1 Gemüsezwiebel, in Scheiben geschnitten
12 Oliven · 250 g Schafskäse, in Kuben geschnitten
2 Tassen Linsensprossen · 1 Tasse Roggensprossen
1 grüner Schnittsalat
Pesto (siehe Seite 146)
Hefeflocken

① Die Gemüsezutaten auf dem Schnittsalat verteilen.
② Bei Tisch bedient sich jeder selbst von Pesto und Hefeflocken.

Tomatensalat klassisch

---

6 große Fleischtomaten, gehäutet und
in Scheiben geschnitten

---

2 rote Paprikaschoten, entkernt und in Streifen geschnitten

---

2 kleine Zwiebeln, in hauchdünne Kuben geschnitten

---

3 kleine Zucchini, in Scheiben geschnitten

---

3 Knoblauchzehen, fein gehackt

---

3 Tassen Luzernengrün

Joghurt-Sahne-Sauce mit Zitrone (siehe Seite 69)

---

einige Basilikumblätter · ¼ Tasse Pinienkerne

---

milchsäurevergorene Paprika · Hefeflocken

---

① Die Salatzutaten auf dem Luzernengrün verteilen.

② Bei Tisch bedient sich jeder selbst von Joghurt-Sahne-Sauce, Basilikum, Pinienkernen, milchsäurevergorenem Paprika und Hefeflocken.

Scharfe Tomatensauce

---

8 kleine Tomaten, gehäutet

---

4 EL Olivenöl · wenig Meersalz · 1 TL Sambal

---

4 Knoblauchzehen, gepreßt

---

schwarzer Pfeffer, frisch aus der Mühle

Mit 2 Tomaten, die Saft geben, beginnend, die Portion nach und nach im Mixer pürieren und anschließend würzen.

Tomatensuppe für heiße Stunden

8 sehr reife Tomaten, gehäutet · 1 Gurke, geschält und geteilt
2 Zucchini, geschält und geteilt · Saft von 1 Zitrone
3 kleine Zwiebeln, gerieben · Hefeflocken
½ TL frischer Ingwer, gerieben
schwarzer Pfeffer, frisch aus der Mühle
250 g Wassermelone, entkernt und in Kuben geschnitten
frischer Dill, grob gehackt

Die Gemüsezutaten vorkühlen!

① Mit den Tomaten beginnend, die Gemüsezutaten pürieren, bis die Flüssigkeit eine cremige Konsistenz hat. Eventuell etwas Tafelwasser hinzufügen.

② Die Suppe wird nun gewürzt mit Zwiebeln, Hefeflocken, Ingwer und Pfeffer.

③ Die Melonenstückchen in die Suppe geben, in vorgekühlten Schalen servieren und bei Tisch mit Dill bestreuen.

Topinambur

auch genannt:
Topinambour, Erdbirne, Erdapfel, Erdartischocke, Erdschocke, Knollensonnenblume, Jerusalem-Artischocke, Zuckerkartoffel, Ewigkeitskartoffel, Wildkartoffel, Indianerknolle, Erdsonnenblume

Helianthus tuberosus

Korbblütler
Compositae

Geschichte

Schillernde Namen! England: Jerusalem-Artischocke, Österreich: Grumbiere (Grundbirne) oder Ebiere (Erdbirne), Süddeutschland: Erdschocke, Norddeutschland: Knollige Sonnenblume oder Ausdauernde. »Topinambur« wurde in Frankreich von dem Namen »Tupinambas«, einem Indianerstamm im Nordosten Brasiliens übernommen.

Eingeführt durch die Seefahrer, kam Topinambur nach Europa und auch nachweislich mit einer indianischen Delegation, die Anfang des 17. Jahrhunderts aus »Nouvelle France« an den französischen Hof kam.

Wie Kartoffel und Tomate war Topinambur zunächst Zierpflanze. Die strahlende Sonnenblume leuchtete in Botanischen Gärten, bis sie sich im 18. Jahrhundert als Gemüsepflanze durchsetzte. Die alte Kulturpflanze der Indianer wurde heimisch und außerordentlich beliebt.

Bis zum Ersten Weltkrieg war sie das Gemüse der kalten Jahreszeit. Ihre frostbeständigen Knollen können selbst aus angefrorenem Boden geerntet werden.

Mit der Modernisierung in der Landwirtschaft verlor Topinambur an Attraktivität, denn man konnte die Knollen nicht maschinell ernten.

Seit einigen Jahren besinnt man sich wieder der vergessenen Frucht, und innerhalb der alternativen Bewegung ist man bereit, wegen Ernährungswert und Heileigenschaft eine Mehrarbeit zu leisten. Ein besonderes Verdienst bei der Wiederentdeckung gebührt Dr. G. A. Küppers. Er hatte die Frucht während des Krieges auf dem Balkan kennengelernt und eine systematische Topinambur-Saatzucht in Münden, Kreis Celle, aufgebaut.

Botanik

Die frostharte Staude ist der Sonnenblume ähnlich. Im Sommer wächst sie bis zu drei Meter hoch und hat sternförmige, gelbe Sonnenblüten.
Wie die Kartoffel bildet sie mittelgroße Knollen. Diese haben eine buckelige Form und werden ab Herbst geerntet. Eine einzige Pflanze trägt zwei bis drei Dutzend Früchte. Sie sind braun-violett mit feinporiger Schale.

Inhaltsstoffe

80% Wasser, 15—20% Kohlehydrate (Inulin), ca. 3% Eiweiß, weniger als 1% Fett.

Vitamine:	B_1, B_2, B_6, C, D
Mineralien:	Kalium, Calcium, Phopshor, Eisen, Natrium, und das wichtige, gerüstbildende Silizium (Kieselsäure)
	und Enzyme

Von besonderer Bedeutung ist der hohe Gehalt an dem stärkeähnlichen Kohlehydrat Inulin (Vorsicht: bitte nicht verwechseln mit Insulin, dem Hormon der Bauchspeicheldrüse).
Inulin wird durch Säure und Enzyme in Fruchtzucker gewandelt und ist damit eine für den Diabetiker geeignete Zuckerform.

Möglicher therapeutischer Nutzen

Topinambur, die Diabetiker-Kartoffel. Die Diät mit der winterharten Frucht hat sich zur Regulierung des Zuckerstoffwechsels bewährt. Es wäre falsch, die Wirkung allein auf das Inulin zurückzuführen. Der Heilwert der Pflanze, auch für den Diabetiker, besteht in der Ganzheit aller Wirkstoffe. Topinambur ist Mittel auch bei Galle-, Leber- und Magenbeschwerden und hilft bei Eisenmangel.

TOPINAMBUR ZU TISCH

Immer noch ein Fremdling? Die Früchte des schönen Korbblütlers schmecken nach frischer Nuß und Salatherzen. Sie sind sehr sättigend und eine ideale Speise für alle, die abnehmen wollen. Geriebener Topinambur, unter milchsäurevergorenes Gemüse gemischt, behält seine Farbe.

Erntezeit: November bis April

Lagerung

Topinambur sollte höchstens eine Woche gelagert werden, er verliert schnell vom hohen Wassergehalt und schrumpelt. Im Sandbett hält sich der Topinambur bis zu 2 Monate.

Vorbereitung

Mit der Bürste wird die Knolle kräftig geschrubbt (nicht schälen). Es ist wichtig, Topinambur direkt nach dem Schneiden mit Öl zu beträufeln, um die Oxidation (das Grauwerden) zu verhindern.

Kräuter:

z.B.:   *Kresse, Rettichsprossen, Senfsprossen*

Topinambur mit Rotkohl

6 Topinambur, in Scheiben geschnitten (sofort mit Öl beträufelt)
¼ Rotkohl, fein geraspelt
4 Stangensellerie, in Streifen geschnitten
2 kleine Möhren
2 Tassen Luzernengrün · 1 Tasse Kresse
leichte Sesampaste (siehe Seite 74)
200 g Milchsäurevergorenes Ihrer Wahl
Hefeflocken

① Die Salatzutaten auf Kresse und Luzernengrün verteilen.

② Bei Tisch bedient sich jeder selbst von Sesampaste, Milchsäurevergorenem und Hefeflocken.

Topinambur mit Karottencreme

6 Topinambur, in feine Scheiben geschnitten
(sofort mit Öl beträufeln)

8 Wirsingblätter, in feine Streifen geschnitten

2 kleine Äpfel, in Stifte geschnitten

2 kleine rote Bete, gerieben · 2 Tassen Roggensprossen

2 Tassen Buchweizengrün · ½ Tasse Sonnenblumensprossen

KAROTTENCREME:

5 Möhren, fein geraspelt · 5 EL Sesamöl

200 g milchsäurevergorene Paprika, püriert

Schale von 1 Orange, in winzige Streifchen geschnitten

Saft von 1 Orange · Saft von 1 Zitrone

gemischte grüne Kräuter, fein gehackt

1 TL Honig · Kardamom · Zimt

½ Tasse Sonnenblumenkerne · Hefeflocken

① Die Salatzutaten auf Buchweizengrün und Sonnenblumensprossen verteilen.

② Die Karottencreme aus den angegebenen Zutaten rühren.

③ Bei Tisch bedient sich jeder selbst von Karottencreme, Sonnenblumenkernen und Hefeflocken.

Topinambur mit Sauerkraut

---

6 Topinambur, geraspelt (sofort mit Öl beträufeln)

---

4 Tassen Sauerkraut · 4 Rosenkohl, fein geschnitten

---

2 Tassen Linsensprossen

---

2 Tassen Buchweizengrün

SAUCE:

---

4 Zwiebeln, fein gewürfelt und kurz angedünstet

---

5 EL Olivenöl · 1 Zitrone, gepreßt · Wein · Kümmel

---

gestoßene Wacholderbeeren · Hefeflocken

½ Tasse Haselnüsse, grob gehackt

---

① Alle Salatzutaten auf dem Buchweizengrün verteilen.

② Die Saucenzutaten vermischen.

③ Bei Tisch bedient sich jeder selbst von Sauce, Haselnüssen und Hefeflocken.

Topinambur-Fenchel-Salat

---

6 Topinambur, fein gerieben (sofort mit Öl beträufeln)

---

3 Fenchel, in feine Streifen geschnitten

---

2 Porreestangen, sehr fein geschnitten

---

2 Tassen Mungbohnensprossen

---

1 Tasse Kichererbsensprossen · 1 Tasse Buchweizensprossen

---

2 Tassen Kresse

Sauce Vinaigrette (siehe Seite 68) gewürzt mit
Anis, Fenchel, Kardamom und Zimt

½ Tasse Haselnüsse · milchsäurevergorene Möhren

Hefeflocken

---

① Die Salatzutaten auf dem Kressebett verteilen.

② Die Vinaigrette würzen.

③ Bei Tisch bedient sich jeder selbst von Vinaigrette, Haselnüssen, milchsäurevergorener Möhre und Hefeflocken.

Weißkohl

auch genannt:
Weißkraut, Kappes, Kappus, Kabis, Kraut

Brassica oleracea convar. capitata var. alba
Kreuzblütler
Cruciferae

Geschichte

Kohl ist eine große Familie!
So schreibt der griechische Philosoph und Naturforscher THEOPHRAST (371–287 v. Chr.): »Kohl zerfällt in drey arten. Kraus-, glattblättrig und wilde art, deren Blatt glatt, klein und rund ist, diese übrigens reich an Zweigen und Blättern und deren Saft scharf und arzeneylich ist. Daher ihn die Ärzte zur Abführung brauchen.«
»Man säet, pflanzt und schneidet ihn das ganze Jahr«, fügt COLUMELLA (1. Jahrhundert n. Chr.) an. Als Mahlzeit und Heilkraut ist er gepriesen im ganzen Mittelmeerraum. Griechen und Römer unterscheiden zwischen Stengelkohl im Gegensatz zu Kopfkohl. Also, Grünkohl, Broccoli und der Pompejanische Kohl.
Er ist Krone der Gemüse. Als Salat empfiehlt THEOPHRAST ihn in Essig zu tauchen.
Im Frühling aßen Römer zarte Kohlsprossen, ihre Lieblingsspeise.
»Der Kohlanbau«, so PLINIUS (23–79 n. Chr.), »ist auch eine Methode, Luxusgüter für die feine Tafel zu liefern.«
In Deutschland taucht der Kohl zwischen dem 9. und 15. Jahr-

hundert in den Klostergärten auf. In den ersten Kräuterbüchern ist vom Kappes zu lesen, vom Kopfkohl, Kappiskraut.

Weiß- und Rotkohl sind unsere Klassiker. Sie unterscheiden sich nach ihrer Anbauzeit. Rund ums Jahr ist Kohl zu kaufen. Seine Lagerung ist einfach, die Transportwege sind kurz. Warum in die Ferne schweifen ...?

Eine besondere Zucht wächst ausschließlich für das Sauerkraut. Feingehobelter Kohl bleibt durch die Milchsäuregärung haltbar und wird gesundheitsphysiologisch aufgewertet.

Grünkohl hat die urtümliche Kraft von Wildkräutern. Er ist frostbeständig und robust und gibt Salaten seine stärkende Kraft. Er ist, neben dem Rosenkohl, einziges Grün im Winter, damit hervorragender Chlorophyllträger aus freier Natur.

Rosenkohl ist die jüngste aller Sorten. Aus Belgien kam er als »Brüsselkohl«.

»Krauts« — eine spöttische Bezeichnung, wenn die »Germanen« gemeint sind.

Botanik

Der Weißkohl bildet sich aus glatten, wachsbeschichteten, glänzenden Blättern.

Eine weitere Spielart neben den Stengelkohlen ist der kegelförmige grüne Spitzkohl. Seine Blätter bilden einen lockeren Kopf. Der Zart-Milde wird früh geerntet.

Inhaltsstoffe

Eiweiß, Zucker

Vitamine:	Provitamin A, B_1, B_2 und ca. 20 mg Vitamin C
Mineralien:	Calcium, Kalium Phosphor, Magnesium, Natrium, Jod und vor allem das blutbildende Eisen
ätherische Öle:	Schwefelöl und Enzyme

Möglicher therapeutischer Nutzen

Gerade im Kohl versammeln sich die therapeutischen Qualitäten von Gemüsepflanzen.

Kohl hat einen festen Platz in der Volksmedizin.

CATO (234–149 v. Chr.): »Er reinigt Wunden, hilft gegen Krebs. Er heilt da, wo keine andere Behandlung nützt.«

1927 schreibt DR. A. M. LIEBSTEIN in »American Medicine«, daß Kohl bei Skorbut, Augenkrankheiten, Gicht, Rheumatismus, Asthma, Tuberkulose und Krebs die beste Medizin sei. Kohl, fügt er hinzu, sei Blutreiniger, anregend und belebend.

JEAN CARPERS Meinung:

Kohl

— senkt das Krebsrisiko, vor allem Dickdarmkrebs beugt er vor,
— ist Prophylaxe und Heilung (siehe unten, *Kohlcocktail*),
— stimuliert das Immunsystem
— tötet Bakterien und Viren ab.

Dr. Cheneys Kohlcocktail gegen Magengeschwüre (nach Carper)

Nur grüne Kohlköpfe, am besten im Frühjahr und Sommer (wegen der Wirksamkeit und Ergiebigkeit) verwenden.

2 bis 2½ kg Frühlings- oder Sommerkohl (bzw. die doppelte Menge Winterkohl) entsprechen einem Liter Saft.

Je nach Geschmack 75% Kohlsaft mit 25% Selleriesaft (aus Stauden und Blättern) vermischen, denn Sellerie ist die Substanz gegen Magengeschwüre.

Jedes Glas Kohlsaft mit 2 EL Tomaten-, Ananas- oder Zitronensaft würzen.

Kalt stellen. Täglich einen Liter trinken.

Die Ergebnisse sollten sich innerhalb von 3 Wochen einstellen, wenn nicht sogar früher.

(Nach DR. CHENEYS Anweisungen in: »Journal of the American Dietetic Association«, September 1950)

Dieser Saft kann auch aus anderen Kreuzblütlern gepreßt werden, z.B. aus Blumenkohl, Broccoli, Rosenkohl, Wirsing, Sellerie oder Chinakohl.

Der Botaniker CAMILLE DROZ verfaßte eine Schrift über die Heilwirkung des Kohlblattes. Er bezieht sich dabei auf Weißkohl und Wirsing.

Faszinierend sind die Heilerfolge, die durch Auflage von Kohlblättern bei Geschwüren, entzündeter Haut oder auch bei tiefliegenden Krankheiten erzielt werden. DROZ spricht dabei von indirekten Heileigenschaften.

Die Mayas z.B. legten Papayablätter auf bösartige Geschwüre. Das im Blatt enthaltene Papain ist ein stark wirksames Enzym zur Auflösung von »ungesundem« Eiweiß. (GEESING)

WEISSKOHL ZU TISCH

>»Hasenhans, der weiß das wohl,
am allerbesten schmeckt der Kohl.«

Wer die weißgrünen, schillernden Kohlblätter sorgfältig schneidet, hat schon halb verdaut.

Würzen zum Kohl — sei es Thymian, Kümmel, Dill, Senfgrün aus der Sprossenküche oder Wacholder — sind über den Geschmack hinaus Verdauungshilfe.

Und: Blähungen kann der nicht haben, der den Kohl üppig kaut und vorverdaut.

Erntezeit: Frühkohl ab Juli
Herbstkohl ab September
Lagerkohl ab November

Einkauf und Lagerung

Frischer Kohl darf kein einziges welkes Blatt haben. In ein feuchtes Tuch eingeschlagen, kann man ihn im Kühlschrank aufbewahren.

Vorbereitung

Fest gerollt, können die einzelnen Blätter hauchdünn geschnitten werden.

Gröber schneidet der Kohlhobel.

Ich halbiere den Kohl oder viertele, je nach Größe, und raspele auch den Strunk.

Das Schneiden allein macht das feste Blatt nicht mundgerecht. Ich walke den geschnittenen Kohl mit einigen Tropfen Öl in einer Steingutschüssel, bis er weich ist.

Für alle Kohlarten gilt: Die groben Rippen können herausgeschnitten und im Mixer mit etwas Wein und Öl zerkleinert werden.

Kräuter:

z.B.: *Kümmel, Wacholder, Fenchel, Thymian, Rosmarin*

Reste vergären: siehe *Milchsäuregärung*

Klassischer Weißkohlsalat

1 kleiner Weißkohl, sehr fein gehobelt
4 Topinambur, gerieben · 2 Tassen Hafersprossen
2 Tassen Linsensprossen
2 Tassen Buchweizengrün · 1 Tasse Kresse
Sauce Vinaigrette (siehe Seite 68)
2 Zwiebeln, in Kuben geschnitten
½ Tasse Walnüsse · 200 g Milchsäurevergorenes Ihrer Wahl
Hefeflocken

① Die Salatzutaten auf Buchweizengrün und Kresse verteilen.

② Die Vinaigrette mit den Zwiebeln verfeinern.

③ Bei Tisch bedient sich jeder selbst von Vinaigrette, Walnüssen, Milchsäurevergorenem und Hefeflocken.

Variante:

Anstelle der Vinaigrette: Pflaumenpaste (siehe Seite 73).

Bunter Weißkohlsalat

1 kleiner Weißkohl, fein geraspelt
4 Tomaten, gehäutet und in Streifen geschnitten
4 grüne Paprika, in feine Streifen geschnitten
3 Möhren, geraspelt · 1 Tasse Shiitake, gedünstet
2 Tassen Sonnenblumengrün
Japanische Sauce, kalt (siehe Seite 81)
½ Tasse Kürbiskerne · 200 g Milchsäurevergorenes Ihrer Wahl
Hefeflocken · Nori

① Die Salatzutaten auf dem Sonnenblumengrün verteilen.

② Bei Tisch bedient sich jeder selbst von japanischer Sauce, Kürbiskernen, Milchsäurevergorenem, Hefeflocken und Nori.

Variante:

Anstelle der japanischen Sauce: leichte Sesampaste oder Tofupaste — pikant.

Indischer Weißkohlsalat

1 kleiner Weißkohl, fein geraspelt
1/4 geriebene Sellerieknolle · 1 Tasse Kichererbsensprossen
2 Tassen Roggensprossen · 2 Tassen Mungbohnensprossen
1/2 Tasse Bockshornkleesprossen · 1 EL Rosinen, eingeweicht
4 Blätter Grünkohl, fein geschnitten
Joghurt-Sahne-Sauce mit Zitrone (siehe Seite 69)
2 TL Curry · 1 Msp Kardamom
1/2 TL Cuminsamen (Kreuzkümmel) · 1/2 TL Fenchelsamen
1/2 Tasse Walnüsse · 200 g Milchsäurevergorenes Ihrer Wahl
Hefeflocken

① Die Salatzutaten auf den Grünkohlblättern verteilen.

② Die Joghurt-Sahne-Sauce mit Zitrone mit den angegebenen Zutaten verfeinern.

③ Bei Tisch bedient sich jeder selbst von Joghurt-Sahne-Sauce, Walnüssen, Milchsäurevergorenem und Hefeflocken.

Wirsing
auch genannt:
Wirsingkraut, Wirsching, Savoyer Kohl,
Welschkohl, Welschkraut, Wersich,
Pörschkohl, Wirz

Brassica oleracea convar. capitata var. sabauda

Kreuzblütler
Cruciferae

Geschichte

Der Wirsing, wie wir ihn heute essen, ist eine Neuerung des 17. Jahrhunderts. Seine Urform stammt aus Oberitalien.

»Wir kennen kein besseres Heilmittel als Kohl«, schwärmte CATO (234–149 v.Chr.) und verordnete ihn innerlich und äußerlich als Heilmittel. Die frischen, gequetschten Blätter wurden als Auflagen bei den verschiedensten Erkrankungen erprobt.

Während sich der Weißkohl besonders für das gesunde Sauerkraut eignet und Heilwert hat, zeichnet sich der Wirsing durch die Heilwirkung seines grünen Blattes aus.

HILDEGARD VON BINGEN (1098–1179) prägte den Begriff der »Veriditas« der Grünkraft. Sie wirkt nicht nur innerhalb der Vegetation, sondern auch in uns, sagte die wurzelkundige Äbtissin. Sie kannte nicht nur die Welschen Kräuter der Bibel und des Klostergartens, sondern ebenso einheimische Gemüsepflanzen und deren Heilkraft.

Auch DR. BIRCHER-BENNER (1867–1939) teilte die Überzeugung von der heilenden *Licht*qualität des Grünen.

Botanik

Wirsing ist, verglichen mit Weißkohl, bei gleicher Kopfgröße erheblich leichter.

Zweijährig, bildet er im ersten Jahr eine Rosette stark gekrauster grüner Blätter.

Im zweiten Jahr wächst er bis zu 150 cm heran und entwickelt Blüte und Samen.

Inhaltsstoffe

Eiweiß, Stärke

Vitamine:	Provitamin A, B_1, B_2, C, PP und U
Mineralien:	Calcium, Kalium, Phosphor, Magnesium, Natrium, Schwefel, Eisen, Zink
	und Enzyme

Wirsing ist der größte Kalkspender unter den Gemüsen.

Möglicher therapeutischer Nutzen

Beeindruckend sind die Berichte des Botanikers CAMILLE DROZ. Mit einer Fülle von Anregungen und Beweisen schreibt er über die Heilwirksamkeit seiner Kohltherapie. Wirsingblätter werden nicht gegessen, sondern als Umschlag aufgelegt. Sie wirken bei Hauterkrankungen und Verletzungen.

Kohlblätter fördern das Ausscheiden giftiger Stoffe und heilen. Über die »oberflächliche« Wirkung hinaus dringt die Lichtwirkung des Chlorophylls in die Tiefe, z. B. bei rheumatischen Beschwerden.

Und so wird ein Wickel gemacht:

Grüne, saftige Blätter werden mit einem Nudelholz weichgerollt, auf die erkrankte Stelle gelegt und mit einem Verband fixiert. Der Kohlwickel muß frisch sein. Alle 3 Stunden erneuern!

WIRSING ZU TISCH

Der Leichtköpfige ist in verschiedenen Sorten auf dem Markt:

Frühwirsing: grün,
Sommerwirsing: gelblich,
Herbstwirsing: gelblich,

und aus Holland kommt ein gelbgrüner Kohl, der Savoyer Kohl.

Erntezeit: je nach Sorte Mai bis Oktober

Lagerung

Wirsing welkt schnell; zur Aufbewahrung wird er feucht eingeschlagen.

Vorbereitung

Jedes einzelne Blatt sehr gut waschen. In den Vertiefungen der krausen Blätter lagern oft Insekteneier.

Kräuter:

z.B.: *Kümmel, Fenchel, Anis, Salbei, Thymian*

Reste vergären: siehe *Milchsäuregärung*

Wirsingsalat mit Walnüssen

3 große Wirsingblätter, fein gerollt und in dünne Streifen geschnitten
½ Knollensellerie, in Kuben geschnitten
4 Tomaten, gehäutet und in Scheiben geschnitten
2 Tassen Weizensprossen
4 Wirsingblätter · 2 Tassen Luzernengrün · 1 Tasse Rettichgrün
Mayonnaise (siehe Seite 69), der halbe Ölanteil aus Sesamöl
8 Walnüsse · 200 g Milchsäurevergorenes Ihrer Wahl
Hefeflocken

① Die Salatzutaten auf Wirsingblättern, Rettich- und Luzernengrün verteilen.

② Bei Tisch bedient sich jeder selbst von Mayonnaise, Walnüssen, Milchsäurevergorenem und Hefeflocken.

Wirsingsalat japanisch

---

12 Blätter Wirsing, gerollt und in feine Streifen geschnitten

---

1 Rettich, gehobelt · 4 Möhren, geraspelt

---

2 Tassen Shiitake, gedünstet · 2 Tassen Roggensprossen

---

2 Tassen Mungbohnensprossen

---

1 Tasse Rettichgrün

Japanische Sauce, kalt (siehe Seite 81)

½ Tasse Cashewnüsse · 200 g Milchsäurevergorenes Ihrer Wahl

Hefeflocken · Nori, geschnitten

---

① Die Salatzutaten auf dem Rettichgrün verteilen.

② Bei Tisch bedient sich jeder selbst von japanischer Sauce, Cashewnüssen, Milchsäurevergorenem, Hefeflocken und Nori.

Wirsingsalat mit Senfgrün

---

12 Blätter Wirsing, gerollt und in feine Streifen geschnitten

---

3 rote Bete, geraspelt

---

2 Frühlingszwiebeln, in Scheiben geschnitten

---

4 Stangensellerie, in Halbmonde geschnitten

¼ Knollensellerie, grob geraspelt

---

1 Tasse Linsensprossen · 2 Tassen Gerstensprossen

---

1 Tasse Senfgrün

Joghurt-Sahne-Sauce mit Zitrone (siehe Seite 69)

½ Tasse Pinienkerne · ½ Tasse schwarze Oliven

Hefeflocken

---

① Die Salatzutaten auf dem Senfgrün verteilen.

② Bei Tisch bedient sich jeder selbst von Joghurt-Sahne-Sauce, Pinienkernen, Oliven und Hefeflocken.

Wirsing in Vinaigrette

12 Blätter Wirsing, gerollt und in feine Streifen geschnitten
2 Tassen Sauerkraut · 4 kleine Möhren, geraspelt
4 Chicorée, in Ringe geschnitten
2 Frühlingszwiebeln, in feine Scheiben geschnitten
2 Tassen Buchweizensprossen
1 Tasse Kresse
Sauce Vinaigrette (siehe Seite 68)
6 EL geweichte Rosinen · 1 Schuß Weißwein
½ Tasse Sonnenblumenkerne · Hefeflocken

① Die Salatzutaten auf der Kresse verteilen.

② Die Sauce Vinaigrette mit den angegebenen Zutaten verfeinern.

③ Bei Tisch bedient sich jeder selbst von Sauce Vinaigrette, Sonnenblumenkernen und Hefeflocken.

Zucchini

auch genannt:
Sommerkürbis, Gemüsekürbis, Gurken-
kürbis, Kleinfrüchtiger Kürbis, Cocozelle,
Courgette

Cucurbita pepo var. giromontiina
Kürbisgewächse
Cucurbitaceae

Geschichte

Zucchini und Zucchetti sind Verkleinerungsformen des italieni-
schen Zucca, Kürbis, und bedeuten übersetzt: kleiner Kürbis.
Zucchini stammen, wie eine Reihe anderer Kürbisarten, vom
Cucurbita Maxima ab. Dieser Riese ist der Urkürbis und stammt
aus Südamerika, Mexiko und Westindien.
Paläontologen berichten, daß die in ihrer Urform bittere und
winzige Zucchini älter sei als Mais und Bohne. In Peru fanden
Pflanzenforscher Reste von Zucchini, die aus der Zeit vom 7. bis
5. Jahrtausend v. Chr. stammen.
Kolumbus verdankten Zucchini ihre Reise in den Osten.

Botanik

Zucchini sind Beerenfrüchte und wachsen sehr schnell. Die silb-
rig marmorierten Früchte hängen an behaarten Stengeln, oft versteckt unter schirmartigen Blättern.
Die Zucchini wird unreif gepflückt, damit sie zart schmeckt. Mit
zunehmender Größe gewinnt sie an Aroma, aber das Fleisch wird
faserig.
Zucchini haben festes Fleisch. Für die Rohkostküche sollten sie
nicht größer sein als ca. 25 cm.

Inhaltsstoffe

Kohlehydrate, Eiweiß

Vitamine:	Provitamin A und sehr viel C
Mineralien:	Calcium, Phosphor, Eisen
	und Enzyme

ZUCCHINI ZU TISCH

Zucchini sind, wie alle Kürbisarten, sehr wasserhaltig, leicht verdaulich und kalorienarm. Die goldgelben Trichterblüten sind eßbar, zart und wunderschön. Sie gehören als Zierde des Sommers an den Rand der Salatschüssel und werden verspeist.
Die Früchte wechseln in ihren Farben von Grün-Grünweiß gestreift zu Goldgelb und Weiß.

Erntezeit: August bis Oktober

Lagerung

In einem kühlen Raum, gut eingeschlagen, können Zucchini ca. 14 Tage gelagert werden.

Vorbereitung

Die Früchte waschen und bürsten, die Stielansätze abschneiden.

Kräuter:

z.B.: *Rosmarin, Majoran, Oregano, Basilikum*

Reste vergären: siehe *Milchsäuregärung*

Zucchini-Tomaten-Gemüse

6 Zucchini, in halbe Scheiben geschnitten

4 Fleischtomaten, in Achtel geschnitten

2 Frühlingszwiebeln, in feine Ringe geschnitten

2 Tassen Linsensprossen

2 Tassen Luzernengrün

Joghurt-Sahne-Sauce mit Zitrone (siehe Seite 69)

2 Knoblauchzehen, gepreßt

½ Tasse Mandeln, gestiftelt

200 g Milchsäurevergorenes Ihrer Wahl

Hefeflocken

① Die Salatzutaten auf dem Luzernengrün verteilen.

② Die Joghurt-Sahne-Sauce mit Zitrone mit den Knoblauchzehen abschmecken.

③ Bei Tisch bedient sich jeder selbst von Joghurt-Sahne-Sauce, Mandeln, Milchsäurevergorenem und Hefeflocken.

Zucchini japanisch

5 Zucchini, in Scheiben geschnitten

3 Kohlrabi, geraspelt · 2 rote Bete, geraspelt

2 Tassen Roggensprossen

Schnittsalat · 2 Tassen Luzernengrün

Japanische Sauce, warm (siehe Seite 81)

½ Tasse Cashewnüsse · 200 g Milchsäurevergorenes Ihrer Wahl

Hefeflocken

① Die Gemüsezutaten auf Luzernengrün und Schnittsalat verteilen.

② Bei Tisch bedient sich jeder selbst von japanischer Sauce, Nüssen, Milchsäurevergorenem und Hefeflocken.

Zucchinisalat mit Champignons

6 Zucchini, geraspelt
250 g Champignons, in Scheiben geschnitten
2 rote Zwiebeln, in Ringe geschnitten
3 Möhren, grob geraspelt · 2 Tassen Linsensprossen
2 Tassen Luzernengrün
Sauce Vinaigrette (siehe Seite 68) · Estragon
½ Tasse Kürbiskerne · 200 g Milchsäurevergorenes Ihrer Wahl
Hefeflocken

① Die Salatzutaten auf dem Luzernengrün verteilen.

② Die Vinaigrette mit Estragon würzen.

③ Bei Tisch bedient sich jeder selbst von Estragon-Vinaigrette, Kürbiskernen, Milchsäurevergorenem und Hefeflocken.

Variante:

Anstelle der Vinaigrette: Kürbispaste mit Sesam, siehe Seite 76.

Gefüllte Zucchinischiffchen

4 Zucchini, längs halbiert und ausgehöhlt
2 rote Paprika, fein gewürfelt · 1 grüne Paprika, fein gewürfelt
4 Tomaten, gehäutet und in Kuben geschnitten
2 Tassen Luzernengrün · 1 Tasse Rettichgrün
FÜLLUNG:
Hommos di Tahini (siehe Seite 75) vermischt mit einem Schuß Zitronensaft
SAUCE:
2 Töpfchen Joghurt · 1 Knoblauchzehe, gepreßt
Hefeflocken
½ Tasse Sonnenblumenkerne

① Die halbierten, ausgehöhlten Zucchini mit Luzernen- und Rettichgrün auslegen.

② Mit den anderen Salatzutaten die Zucchini umranden.

③ Zucchinischiffchen mit Hommos di Tahini füllen.

④ Joghurt würzen und bei Tisch mit den Sonnenblumenkernen reichen.

Kalte Zucchinisuppe

5 Zucchini, in Scheiben geschnitten
Saft von 1 Zitrone · 2 Becher Joghurt
2 Knoblauchzehen, gepreßt · 4 EL Olivenöl
½ Tasse Pinienkerne, grob gehackt
schwarzer Pfeffer · Hefeflocken

Die Zucchini mit Zitronensaft und Joghurt pürieren und würzen.

Variante:

Mit   4 Tassen Sprossen
        2 geraspelten Möhren
        $\frac{1}{2}$ Tasse Kresse

wird die Zucchinisuppe zum vollwertigen Mahl!

Zwiebel
Speisezwiebel

auch genannt:
Küchenzwiebel, Gewürzzwiebel,
Bolle, Zipolle

Allium cepa
Liliengewächs
Liliacea

> Wenn Lauch du magst,
> doch dir sein Hauch nicht taugt,
> iß Zwiebeln
> und du riechst ihn nicht,
> den Lauch.
>
> Wenn du von Zwiebeln
> willst den Duft verjagen,
> iß Knoblauch
> und du kannst's ertragen.

Geschichte

Das Wort entstand aus einer Umdeutung aus »zweifacher Bolle«
(Bolle = Knospe).
Ob Medizin, Aberglauben und Zauber — in Ägypten galt das
aromatische Gemüse als Stärkungsmittel. Die Küchenzwiebel,
das älteste aller Liliengewächse, stammt aus Afghanistan, Pakistan

und dem Iran. Dort wächst sie heute noch wild und wird wie in alten Zeiten geerntet und gegessen.

In ägyptischen Papyri (4000 v. Chr.) ist von Zwiebeln die Rede. Sie waren Gottheit und Symbol des Mondes. Dazu spöttelt Juvenal, der römische Satiriker: »Wahrlich, wahrlich, ein heiliges Volk, dem so in den Gärten die Götter wachsen.«

Der Beachtung folgt das Lob, dem Lob folgt die Ehrerbietung. In Ägypten dankt König MARDUK der Göttin Nanai, der Hüterin seiner Gärten, für die Vielfalt seiner Zwiebelsorten mit dem Bau eines großartigen Tempels.

Brot und rohe Zwiebeln waren die Bauernnahrung in Ägypten. Sklaven, die am Bau der Pyramiden von Gizeh arbeiteten, stärkten sich mit Zwiebeln, Knoblauch und Lauch.

THEOPHRAST (371—287 v. Chr.) rühmt sie als noble Saucenbasis zu Wild, Fisch und Fleisch. PLINIUS (23—79 n. Chr.) unterscheidet Zwiebel nach dem Grad ihrer Schärfe. COLUMELLA (1. Jahrhundert n. Chr.) weist in seinem Buch der Landwirtschaft die Bauern an, reife Zwiebeln in Salzlake und Weinessig zu marinieren.

Die aromatische Knolle hat in ihren sieben Häuten scharfe Senföle und ist ein erlesenes Heilmittel.

HIPPOKRATES (um 400 v. Chr.) empfiehlt sie zur Stärkung der Augen, und in Kräuterbüchern des 16. Jahrhunderts werden Zwiebeln bei Brandblasen, Wassersucht und Würmern empfohlen.

Die Zwiebel wirkt appetitanregend, harntreibend und fördert den Gallenfluß. Sie schützt vor Infektionen und regt den Stoffwechsel an. Zwiebelsirup galt als königliches Hausmittel gegen Husten. Sie ist Aphrodisiakum.

Die Zwiebel vermag abzuleiten. Angeschnitten, zieht sie Giftstoffe aus ihrer Umgebung. Es ist kein Aberglaube, keine Mär, daß unter die Füße gebundene Säckchen mit Zwiebelhack Fieber und Hitze aus dem Körper ziehen.

Botanik

Die Zwiebel ist zweijährig. Sie bildet im ersten Jahr ein Bündel röhrenartiger Blätter und eine unterirdische Zwiebel, die bei trok-

kener Witterung ausreift. Im zweiten Jahr wächst aus der Zwiebel eine lila oder weiße Dolde empor.

Allium cepa hat eine große Familie:

Rote Zwiebeln:	würzig, aber mild, bis ca. 15 cm im Durchmesser, saftiges, sehr mildes Fruchtfleisch
Silber- und Perlzwiebeln:	Einmachzwiebel (Mixed Pickles), mildes Aroma
Frühlingszwiebeln:	milde, delikate Zwiebelwürze, die in grünen Lauch ausläuft
Lauchzwiebeln:	siehe *Porree*
Schalotten:	Eschalotten, die erlesenste aller Zwiebeln, feines, festes Fruchtfleisch, würzig
Luftzwiebeln:	auch Bulbenzwiebel oder ägyptische Zwiebel genannt, sanft, aber würzig im Geschmack
Kurz:	Je kleiner und dunkler, um so schärfer der Geschmack. Je größer und heller, um so milder das Aroma.

Inhaltsstoffe

Eiweiß, wenig Fett

Vitamine:	Provitamin A, B_1, B_2, B_6, C, E
Mineralien:	Calcium, Schwefel, Fluor
ätherische Öle:	schwefelhaltige ätherische Öle, Allicin, Aromastoffe
	und Enzyme

Möglicher therapeutischer Nutzen

Mit LOUIS PASTEUR (1822–1895) beginnend, haben verschiedene Wissenschaftler die antibakterielle Wirkung der Zwiebel untersucht.

PROF. DR. GUREWICH von der Tufts University therapiert Herzkrankheiten mit Zwiebeln (CARPER).

Der Lungenexperte DR. IRWIN ZIMENT verordnet die scharfe rohe Zwiebel, weil sie den Sekretstau löst. Und schließlich entdeckte PROF. DR. H. WAGNER von der Universität München unbekannte Substanzen, die Thiosulfinate, die — ähnlich wie Cortison — gegen Asthma wirken. In Untersuchungen mit Kindern, die auf Hausstaub mit Asthma reagierten, waren diese Stoffe aus der Zwiebel hilfreich. (LIEBSTER)

In den Randschichten der Zwiebel sitzt neben den Phytonziden der Farbstoff Querzetin, der ähnliche Eigenschaften hat wie das Vitamin PP und Geschwulstbildungen entgegenwirkt.

Krebsexperten schließlich merken an, daß die Sulfide der Zwiebel die Krebsabwehr erhöhen bzw. der hohe Schwefelanteil die Zellveränderung abwehrt, die dem Krebswachstum vorangeht.

Die Hälfte einer Zwiebel (50 g) pro Tag reicht, um den Cholesterinwert zu senken und somit der Arterienverkalkung vorzubeugen (CARPER).

Schalotten haben besondere Wirkung auf den Stoffwechsel: sie senken den Blutdruck und stärken das Herz, sind harntreibend, regen Gallenabsonderung und Verdauung an.

Das alte Hausmittel, gegen Haarausfall Zwiebel in die Kopfhaut zu reiben, ist erprobt. Der Schwefelgehalt nährt den Haarboden. Die Zwiebeln sind mit der Schnittfläche in die Kopfhaut zu reiben.

Und zu guter Letzt: Geriebene Zwiebeln, unmittelbar auf Insektenstiche aufgetragen, lindern und verhindern mit der antibiotischen Wirkung eine Entzündung.

ZWIEBELN ZU TISCH

Das Liliengewächs war bei den alten Griechen eine hochgeschätzte Opfergabe. Sie brachten Apollo Zwiebeln dar.
Und was die Vorbeugung angeht: Zwiebeln ersetzen eine Hausapotheke. Schon eine halbe Zwiebel am Tag hilft gegen Herzkrankheiten (CARPER).

Erntezeit: Die vielen verschiedenen Zwiebelsorten sind wegen ihrer guten Lagerfähigkeit das ganze Jahr im Angebot.

Speisezwiebeln frisch: Juni bis September
Schalotten: Juli bis August
Perlzwiebeln: im August — sie lassen sich nicht lagern
Gemüsezwiebeln: Oktober

Vorbereitung

Frisches Zwiebelgrün immer mitverwenden!
Die Wurzel knapp abschneiden und unter fließendem Wasser schälen.

Kräuter:

z.B.: *Rosmarin, Thymian, Salbei, Petersilie*

Reste vergären: siehe *Milchsäuregärung*

Zwiebeln fürs Herz

4 Fleischtomaten, gehäutet und in feine Scheiben geschnitten

1 Lattuga, in feine Streifen geschnitten

4 Zwiebeln, geschält und gewürfelt · 2 grüne Paprika, gewürfelt

1 Tasse Sonnenblumenkerne · 10 schwarze Oliven

2 Tassen Weizensprossen

Sauce Vinaigrette (siehe Seite 68)

milchsäurevergorene Zwiebeln · Hefeflocken

① Die Salatzutaten in eine Schale legen.

② Bei Tisch bedient sich jeder selbst von Vinaigrette, milchsäurevergorenen Zwiebeln und Hefeflocken.

Gefüllte Paprika mit Zwiebelcreme

4 rote Paprika

2 Tassen Sonnenblumengrün

1 grüner Salat Ihrer Wahl

ZWIEBELCREME:

6 Zwiebeln, gehackt · 250 g Tofu

200 g milchsäurevergorene Paprika

1 Tasse Sonnenblumensprossen · 1 EL Tamari

Nori, geschnitten

Sauce Vinaigrette (siehe Seite 68)

① Die Paprika kappen, halbieren und die Samen entfernen.

② In einer Schüssel die Cremezutaten vermischen.

③ Das Sonnenblumengrün in die Paprikahälften legen, die Creme einfüllen.

④ Auf Tellern die Salatblätter auslegen. Die gefüllten Paprikahälften auf die Salatblätter legen.

⑤ Bei Tisch die Vinaigrette reichen.

Zwiebeln und rote Bete

5 Zwiebeln, in Scheiben geschnitten
4 rote Bete, gerieben · 4 Möhren, in Stifte geschnitten
2 Tassen Mungbohnensprossen · 2 Tassen Linsensprossen
1 Tasse Kresse
Joghurt-Sahne-Sauce mit Zitrone (siehe Seite 69)
½ Tasse Haselnüsse · 200 g Milchsäurevergorenes Ihrer Wahl
Hefeflocken

① Die Salatzutaten auf der Kresse verteilen.

② Bei Tisch bedient sich jeder selbst von Joghurt-Sahne-Sauce, Haselnüssen, Milchsäurevergorenem und Hefeflocken.

Die großen Gemüsezwiebeln mit ihrem milden Geschmack werden wie andere Gemüse zu einem Salat gemischt.
Gemüsezwiebeln sind im Sommer auf dem Markt. Sie kommen aus Spanien, oft von den Kanaren.

Gemüsezwiebeln mit schwarzen Oliven

3 Gemüsezwiebeln, in feinste Scheiben geschnitten
¼ Knollensellerie, geraspelt
4 Stangen Chicorée, in feine Streifen geschnitten
2 rote Paprika, in feine Streifen geschnitten
4 Wirsingblätter · 1 Tasse Kresse
Sauce Vinaigrette (siehe Seite 68)
½ Tasse Oliven · 8 Walnußkerne
200 g Milchsäurevergorenes Ihrer Wahl
Hefeflocken

① Die Salatzutaten auf Wirsingblättern und Kresse verteilen.

② Bei Tisch bedient sich jeder selbst von Vinaigrette, Oliven, Walnußkernen, Milchsäurevergorenem und Hefeflocken.

Gemüsezwiebeln
mit Orangensauce

3 Gemüsezwiebeln · 6 Möhren, fein geraspelt
4 Fenchel, geraspelt
3 Tassen Luzernengrün · Bockshornkleesprossen
ORANGENSAUCE:
2 Orangen, frisch gepreßt · 6 EL Sesamöl
1 EL Balsamico-Essig
rote Pfefferkörner · ½ Tasse Mandeln, gestiftelt
200 g Milchsäurevergorenes Ihrer Wahl
Hefeflocken

① Die Salatzutaten auf Luzernengrün und Bockshornkleesprossen verteilen.

② Die Zutaten der Orangensauce vermischen.

③ Bei Tisch bedient sich jeder selbst von Orangensauce, Pfefferkörnern, Mandeln, Milchsäurevergorenem und Hefeflocken.

Gemüsezwiebeln
mit Haselnußsauce

3 Gemüsezwiebeln, sehr fein geschnitten
2 Porree, in sehr feine Ringe geschnitten
2 Tassen Linsensprossen · 2 Tassen Roggensprossen
1 Endiviensalat, zerteilt · 2 Tassen Luzernengrün
Haselnußpaste (siehe Seite 73)
200 g Milchsäurevergorenes Ihrer Wahl
Hefeflocken

① Die Gemüsezutaten auf Endiviensalat und Luzernengrün verteilen.

② Bei Tisch bedient sich jeder selbst von Haselnußpaste, Milchsäurevergorenem und Hefeflocken.

Gemüsezwiebelsalat Vinaigrette

3 Gemüsezwiebeln, in Ringe geschnitten
2 rote Paprika, in Streifen geschnitten · ¼ Sellerie, gerieben
2 Tassen Linsensprossen · 1 Tasse Bockshornkleesprossen
1 Kopfsalat, in Blätter zerteilt
Sauce Vinaigrette (siehe Seite 68)
¼ Tasse Haselnüsse · 200 g Milchsäurevergorenes Ihrer Wahl
Hefeflocken

① Die Zutaten auf den Salatblättern verteilen.

② Bei Tisch bedient sich jeder selbst von Vinaigrette, Haselnüssen, milchsäurevergorenen Perlzwiebeln und Hefeflocken.

Variante:

Anstelle der Vinaigrette: Japanische warme Sauce, siehe Seite 81.

Gemüsezwiebelsalat — sehr scharf

3 Gemüsezwiebeln, in Würfel geschnitten
4 Tomaten, gehäutet und in Scheiben geschnitten
2 Möhren, in Stifte geschnitten · 2 Peperoni, fein geschnitten
1 Tasse Luzernengrün · 1 Tasse Buchweizengrün
Sauce Guacamole (siehe Seite 95)
½ Tasse Mandeln, gestiftet
200 g Milchsäurevergorenes Ihrer Wahl
Hefeflocken

① Die Zutaten auf Luzernen- und Buchweizengrün verteilen.
② Bei Tisch bedient sich jeder selbst von Guacamole, Mandeln, Milchsäurevergorenem und Hefeflocken.

Gemüsezwiebelsalat
mit Aprikosenpüree

3 Gemüsezwiebeln, in feine Ringe geschnitten
3 Tassen Kürbis, in Kuben geschnitten
250 g Tofu, in kleine Würfel geschnitten
2 Tassen Linsensprossen · 2 Tassen Weizensprossen
2 Tassen Luzernengrün
Aprikosenpüree (siehe Seite 79)
200 g Milchsäurevergorenes Ihrer Wahl
Hefeflocken · Nori, geschnitten

① Die Salatzutaten auf dem Luzernengrün verteilen.

② Bei Tisch bedient sich jeder selbst von Aprikosenpüree, Milchsäurevergorenem, Hefeflocken und Nori.

Über das Licht
des Lebens

»Es ist ein großer Unterschied zwischen ›etwas noch glau-
ben‹ und ›etwas wieder glauben‹. Noch *glauben, daß der*
Mond auf die Pflanzen wirke, verrät Dummheit und
Aberglauben, aber es wieder glauben, zeugt von Philoso-
phie und Nachdenken.«

G. H. Lichtenberg (1742—1799)

Qualitätskriterien

Die Tomate lag vier Wochen auf dem Tisch. Keine Runzel trübte
das pralle Rund. Frisch? Der Begriff »Frischkost« hat oftmals den
Begriff »Rohkost« abgelöst. Roh — das Wort mochte nicht munden. Das, was »grob« und »rauh« assoziiert, wurde umgetauft.
Heute stellt sich jeder die Frage: »Ja, was ist denn frisch?« Was
verbirgt sich unter der Schale der Tomate, wenn sie mich in unta-
deligem Outfit auch nach vier Wochen und mehr unverändert
frisch ansieht?
Es gibt Früchte, die heute besorgniserregend lange frisch bleiben,
und andere, wie zuweilen die Bioware, die recht schlapp daher-
kommen.
Um es auf den Punkt zu bringen: Nur nach diesen Äußerlichkei-
ten unterscheiden Laien. Und Laien sind wir letztlich alle.
Die Qualität wird offiziell nach äußeren Merkmalen bestimmt.
Die Norm (März 1990) für den EG-Apfel ist zum Beispiel der

Durchmesser von 55 Millimetern! Auch andere gängige Methoden zur Qualitätsbestimmung sind zu hinterfragen. Nährstoffanalysen werden herangezogen. Eiweiß, Fett, Kohlehydrate, Vitamine, Mineralstoffe und Spurenelemente. Auch in diesem Buch bedient sich die Tabelle im Gemüsealphabet dieses letztlich einseitig gedachten Wertes. Die Daten hängen von der Sorte, vor allem aber von Erntezeit bzw. Reifestadium, der Lagerzeit und den Transportbedingungen ab und schließlich in hohem Maße von der Anbaumethode, Bodenqualität und der Beeinträchtigung durch die Umwelt.

Beim Vergleich ökologischer und konventioneller Gemüse zum Beispiel ergaben sich widersprüchliche Ergebnisse, die Verbraucher irritierten und verschreckten.

»Leben läßt sich nur am Leben messen«, sagte MAX BIRCHER-BENNER (1867–1939). Seine Heilerfolge waren Antwort. Lebensmittel sind Heilmittel. Jene lebensfrische Nahrung, von der BIRCHER-BENNER spricht, ist wie geschaffen für unseren Organismus. Nicht die analysierbaren Einzelstoffe in der Nahrung halten gesund, sondern ihr naturbelassenes Ganzes — das komplexe Gefüge in seiner optimalen Kombination.

RUDOLF STEINER (1861–1925) hatte darauf hingewiesen, wie einseitig es ist, Unterschiede nur im Stofflichen zu suchen, und wendet den alten Grundsatz an: »Geist ist niemals ohne Materie, Materie niemals ohne Geist.«

Konkret werden diese Ansätze in den Arbeiten des Mediziners RUSCH. In seiner Vorstellung, daß nicht allein chemische Reaktionen die Qualität bestimmen, sondern der Kreislauf des Lebendigen, spricht er an, was als esoterisch abgetan, dennoch in der Luft lag: Licht ist Leben. RUSCH hat den Humus, die Pflanzen nährende Erdschicht, als das erste lebende Gewebe bezeichnet. Von dort kommen die lebenden Substanzen, und dorthin kehren sie auch nach dem individuellen Tod zurück.

Ein Blick zurück

> »Man kann in den Naturwissenschaften über manche
> Probleme nicht gehörig sprechen, wenn man die Metaphy-
> sik nicht zu Hilfe ruft; aber nicht jene Schul- und Wort-
> weisheit: Es ist dasjenige, was vor und nach der Physik
> war, ist und sein wird.«
>
> J. W. von Goethe (1749—1832)

In der esoterischen Tradition ist der Lichtkörper der unsichtbare
Leib und jene Vorstellung von Energie, die Mensch, Pflanze und
Tier mit der kosmischen Kraft verbindet.

Seher und Schamanen hatten die Fähigkeit, dieses Licht, Aura genannt, mit bloßem Auge zu erkennen. Der feine Schleier, seine
Helligkeit und Farbe gaben Auskunft über den geistigen und ge-
sundheitlichen Zustand.

In allen Hochkulturen ist dieser Lichtkörper benannt.

In Ägypten ist KA das Energieprinzip, das Medium für Geist und
Seele. Im chinesischen *Taoismus* ist die Rede vom »Wesenslicht«.
Hippokrates nennt um 400 v.Chr. diese Lebenskraft »Physis«, und
der Philosoph Aristoteles (384—322 v.Chr.) spricht von »Entele-
chie« als der formgebenden Kraft. Paracelsus spricht im 16. Jahrhundert vom »inneren Menschen«, wenn er das Lebensprinzip
»Archäus« meint.

Nachdem im 17. und 18. Jahrhundert die Wissenschaft das esoteri-
sche und alchimistische Denken zunächst in Frage stellte, bindet
die Auseinandersetzung um das »Licht des Lebens« die Lager bis
heute immer wieder zusammen. Die »Kraft höherer Ordnung«,
»Motor allen Lebens«, »göttlicher Einfluß«, »Odstrahlung«, »mor-
phogenetisches Feld«, die das ganze Weltall durchdringende Le-
bensstrahlung — die Essenz. Überall ist sie anwesend. Diese höhere Kraft reguliert Wachstum, Aufbau und schießlich die Auflösung des materiellen Körpers. Nach Paracelsus ist der Arzt ein
Quacksalber, der diese Lebenskraft nicht aufrechterhält.

Die Biophotonen

1974 erschien in der Münchner Medizinischen Wochenzeitung ein Aufsatz über strukturbedingte Strahlungsfähigkeit gewisser Proteine. Der Biophysiker F. A. Popp hatte, auf der Suche nach Lebensmittelqualität, Lichtstrahlen in Pflanzen entdeckt. Er nannte diese Zellstrahlung »Biophoton«. Photonen sind Lichtquanten, die selber ohne Masse sind. Biophotonen sind also Strahlungsimpulse, die von Lebendem (Bio), von Mensch, Tier und Pflanze, ausgesandt werden.

Der Ausgangspunkt der Strahlung in der lebenden Zelle sind große Moleküle. Die Biophotonenstrahlung hat charakteristische Eigenschaften. Sie reagiert z. B. sehr empfindlich auf jede Störung im Zellverband, besonders stark auf Kochen. Je nach Einfluß des Lebensmittels verändert die Zelle also ihre Strahlungskraft.

Heute werden in Laboruntersuchungen z. B. Gemüseproben durch Chemikalien, Licht, oder Ultraschall in genau festgelegter Weise energetisch angeregt. Aus der Reaktion, der Intensität des Lichtes und der Abklingkurve lassen sich Werte messen, die über die Qualität der Nahrung Auskunft geben. Um sie überhaupt messen zu können, entwickelte Popp ein hochempfindliches Gerät. Es ist so sensibel, daß es theoretisch eine Kerzenflamme in 20 Kilometer Entfernung registrieren könnte.

Popp nennt die Photonen auch »ultraschwache Luminiszenzen« und fügt an: »Licht ist Nahrung.« Das, was uns am Leben hält, ist also nicht in erster Linie die Kalorie, sondern die Information. Dieser Ansatz stammt von Erwin Schrödinger, der die Quantentheorie entscheidend beeinflußte und 1933 dafür den Nobelpreis bekam. Er sagt zum Verständnis lebender Systeme: »Der Kunstgriff, mittels dessen ein Organismus sich stationär auf einer ziemlich hohen Ordnungsstufe (einer ziemlich tiefen Entropiestufe) hält, besteht in Wirklichkeit aus einem fortwährenden ›Aufsaugen‹ von Ordnung aus seiner Umwelt.«

Das von der Pflanze gespeicherte Licht ist lebensnotwendig, um die hohe Organisation aufrechtzuerhalten. Dies ist ein völlig neuer

Aspekt, der von der Lebensmittelchemie völlig außer acht gelassen wurde, da man Qualität von Nahrung ausschließlich durch ihren Kaloriengehalt bestimmt hatte.

Informieren heißt formieren. POPP: »Es ist auch im Endeffekt kein Unterschied, ob ich etwas esse, ob ich Sonnenlicht aufnehme oder ob ich von jemandem etwas gesagt bekomme, auch Nachrichten informieren und sorgen dafür, daß wir die Komplexität unseres Systems stabilisieren.« Schlechte Nachricht ist immer auch schlechte Nahrung. Gute Nahrung ist Lichtkost.

Was sich in der POPP-Analyse in ganzheitlicher Betrachtung zeigt, ist auch umfassend ökologisch: Natur ist sparsam. Es ist schon lange praktisch bewiesen, daß uns die Nahrung wohltut, die ein Höchstmaß an Information vermittelt mit einem Mindestmaß an Energieaufwand.

Gibt man Tieren z.B. im Blindversuch Lebensmittel von verschiedener Qualität, so essen sie bei bester Qualität nicht mehr, sondern weniger. Je höher die Qualität, desto eher sind die Tiere zufrieden. Denaturierte Nahrung jedoch läßt es zu diesem unstillbaren Appetit kommen, der uns trotz übermäßiger Kalorienzufuhr hungrig und unzufrieden sein läßt. Die Fettpolster »leerer« Nahrung haben zu dem Satz geführt: »Wir verhungern an überladenen Tischen.« Trotz Übergewicht ist man unterernährt.

Eine der eindrücklichsten Untersuchungen, die POPP in der letzten Zeit machte, war die mit Eiern. Im Aussehen in keiner Weise zu unterscheiden, in der chemisch-analytischen Messung absolut gleich, hatten Eier aus den verschiedenen Legeplätzen bzw. Haltungssystemen einen bemerkenswerten Unterschied: Je mehr Auslauf die Hühner im Freiland hatten, desto stärker differierten Intensität und Abklingzeit der Biophotonen aus dem Eigelb gegenüber der von Tieren aus Legebatterien und Bodenhaltung.

Das elementarste Lebensmittel ist also Licht. Speichern wir über den Weg der Nahrung Licht, versorgen wir uns mit Ordnung. Die Speicherfähigkeit von Licht ist das Kriterium, ob Pflanze oder Ei; das beweisen die Versuche von DR. POPP.

Bei Messungen, die er für mich zum Thema Kresse aus dem Handel und selbstgezogener Kresse machte, stellte sich dann auch bei der gekauften Kresse der Unterschied genau an diesem Punkt dar. Gekaufte Kresse z.B. entließ das Licht schneller, einem Autoreifen gleich, dessen Luft durch einen dicken Nagel im Verhältnis zu einer Stecknadel entweicht.

Die *Biophotonenanalyse* kann Bioschwindler entlarven, z.B. Nachdüngung mit Stickstoff, aber auch signalisieren, wenn nur geringere Beeinflussungen eine Schadstoffbelastung verursacht haben.

Mit der Photonenmessung ist POPP ein sensationeller Beitrag zur Qualitätsbewertung gelungen. Er ergänzt die chemische Analyse mit einem bisher unbekannten Aspekt, d.h., es wird sichtbar und wissenschaftlich bewiesen, was bislang als Hypothese galt.

Darüber hinaus hat POPP eine Tür geöffnet zu neuen Anwendungsgebieten. Die Kontrolle der Nahrung ist der Anfang. Vorbeugen und Heilen bei Zivilisationskrankheiten ist ein anderes. Die Messung der Biophotonen läßt sich als Krebstherapie einsetzen. Im Versuch kann durch die Art des Lichtausstoßes festgestellt werden, welche Naturheilstoffe auf Tumorzellen reagieren.

CONCLUSIO: *Das elementarste Lebensmittel ist Licht. Je länger es gespeichert bleibt, um so länger kann es wirken, informieren und ordnen.*

Nachreifen

Weil nicht sein kann, was nicht sein darf. Immer wieder heißt es, frisch Gekochtes habe noch Rohkostqualität.

Sicher, das Strahlungsverhalten einer lebenden Zelle hat im Sterbeprozeß einen Verlauf. Erst nach 24 Stunden ist der ganze Lichtwert eingebüßt, und gerade im Sterben gibt die Zelle etwa 100- bis 1000mal mehr Biophotonenstrahlung ab als vorher.

Kochen kann man als Nachreifung ansehen. PARACELSUS sagt: »Reifung der Früchte ist natürliche Kochung.« Kochen wir Getreide — sanft und kurz —, entspricht das einer Nachreifung. Gemüse aber — ganz besonders grünes Blattgemüse — verliert seine Wirkung umgehend im Kochprozeß.

Es ist von entscheidender Bedeutung, daß die Pflanzenzellen erst während der Verdauung langsam absterben und dabei die Biophotonen auf unseren Organismus einwirken. Zum Beispiel die Immunstoffe der Muttermilch verlöschen durch Erhitzung, aber nicht im Verdauungstrakt des Säuglings.

Jede Form der Denaturierung reduziert unweigerlich die Lebendigkeit eines Nahrungsmittels. Abgestorbene Zellen können nicht mehr senden, *Biophotonen* liefern Nachrichten von Zelle zu Zelle. Das ist das LICHT DES LEBENS. Hierin erklärt sich der Begriff Lichtkost für Rohkost.

Licht steuert die Lebensvorgänge, also unsere Gesundheit. »Wenn Zellen nicht mehr miteinander reden, ist die Kommunikation gestört.« Wir werden krank.

HIPPOKRATES sagte: »Laß deine Medizin deine Nahrung sein.« BIRCHER-BENNER hatte den Kalorienwert zugunsten der Lichtpotentiale schon hinter sich gelassen. KOLLATH folgte diesen Kriterien, ebenso seine Erben LEITZMANN, MEIER, PLÖGER, VOGTMANN. POPP ist es zu danken, daß er mit seiner Methode das LICHT sichtbar gemacht und freigesetzt hat für Diagnose und Therapie.

Anhang

Literaturverzeichnis

APICIUS: *De re coquinaria. Über die Kochkunst.* Herausgegeben und kommentiert von Robert Maier. Reclam, Stuttgart 1991

BERTOLAMI, SILVIO: *Für wen die Saat aufgeht. Pflanzenzucht im Dienste der Konzerne.* Z-Verlag, Basel 1981

BIRCHER-BENNER, MAX: *Eine neue Ernährungslehre.* Wendepunkt-Verlag, Zürich 1937

BIRCHER-BENNER, MAX: *Ordnungsgesetze des Lebens als Wegweiser zur echten Gesundheit.* Bircher-Benner-Verlag, Bad Homburg 1984

BRECHT, EDUARD A.: *Deine Ernährung ist dein Schicksal.* Brecht-Verlag, Karlsruhe 1976

BRECHT, EDUARD A.: *Weltintelligenz als Lehrmeister.* Brecht-Verlag, Karlsruhe 1982

BROTHWELL, PATRICIA und DON: *Manna Hirse.* Zabern-Verlag, Mainz 1984

BURGER, G. C.: *Die Rohkosttherapie,* Heyne, München 1985

CARPER, JEAN: *Nahrung ist die beste Medizin. Sensationelle Erkenntnisse über die Heilstoffe in unseren Lebensmitteln.* ECON-Verlag, Düsseldorf, Wien, New York 1989

DENGLER, HANNA und ANNA ROHLFS – VON WITTICH: *Gemüse + Kräuter + Obst. Vielfältig und naturgemäß kochen in tausend Rezepten.* Verlag Freies Geistesleben, Stuttgart, 2. Auflage, 1984

DROZ, CAMILLE: *Von den wunderbaren Heilwirkungen des Kohlblattes,* erhältlich beim Verfasser, Les Geneveys-sur-Coffrane (Neuenburg, Schweiz), o. Jahresangabe

EICHHOLTZ, PROF. DR. FRITZ: *Die biologische Milchsäure und ihre Entstehung aus vegetabilischem Material.* Hrsg.: Eden-Stiftung, Bad Soden/Ts., 2. erw. Auflage, o. Jahresangabe

EVERS, JOSEF: *Warum EVERS-DIÄT? Die Ernährung des Gesunden und Kranken.* Karl F. Haug Verlag, Heidelberg, 1967

HILDEGARD VON BINGEN: *Heilkunde.* Hrsg.: Otto Müller Verlag, Salzburg

VON KOERBER, KARL W., THOMAS MÄNNLE und CLAUS LEITZMANN: *Vollwert-Ernährung. Grundlagen einer vernünftigen Ernährungsweise.* Haug Verlag, Heidelberg 1981

KOLLATH, PROF. DR. WERNER: *Die Ordnung unserer Nahrung.* Haug Verlag, Heidelberg 1981

KREBS, SUSANNA und HILDEGARD LORETAN: *Die Jahreszeiten-Küche, Gemüse.* Mit Aquarellen von Alfred Göldi. Hrsg.: Aktion gesünder essen. Unionsverlag, Zürich, 2. Auflage, 1988

KUHL, DR. DR. JOHANNES: *Schach dem Krebs. Verhütung und erfolgreiche Behandlung von Krebserkrankungen und anderen chronischen Krankheiten.* Humata-Verlag, Bern, 19. Auflage, o. Jahresangabe

KUHL, DR. DR. JOHANNES: *Krebs. Krankheit. Ernährung. Grundlegende Abhandlungen.* Viadrina Verlag, Braunlage, II. erw. und verb. Auflage, 1960

LEITZMANN, CLAUS u. a.: *Verschiedene Ernährungsrichtungen.* UGB Forum Sonderdruck 5, 1990

LIEBSTER, GÜNTHER: *Warenkunde. Obst & Gemüse.* Gemüse Band 2, Morion Verlag, Düsseldorf 1990

LINGENFELDER, MARIA: *Die Milchsäure-Gärung. Das hauswirtschaftliche Einsäuern von Gemüse.* Lebenskunde Verlag, Düsseldorf, 13. Auflage, o. Jahresangabe

NÖCKER, ROSE-MARIE: *Makrobiotische Küche.* Heyne Taschenbücher

NÖCKER, ROSE-MARIE: *Sprossen und Keime.* Heyne-Taschenbücher

NÖCKER, ROSE-MARIE: *Körner und Keime.* Heyne Taschenbücher

NÖCKER, ROSE-MARIE: *Gesundheit aus dem Zimmergarten.* Heyne Taschenbücher

NÖCKER, ROSE-MARIE: *Heilerde — Gesundwerden aus der Kraft der Natur.* Heyne Taschenbücher

NÖCKER, ROSE-MARIE: *Das große Buch der Sprossen und Keime.* Heyne Taschenbücher

OSTERTAG, WALTER: *Lebende Makromoleküle als Lebenselixier.* Humata Verlag, Bern, o. Jahresangabe

POPP, DR. FRITZ-ALBERT: *Neue Horizonte in der Medizin.* Haug Verlag, Heidelberg 1983

POPP, DR. FRITZ-ALBERT: *Biologie des Lichts. Grundlagen der ultraschwachen Zellstrahlung.* Verlag Paul Parey, Berlin und Hamburg, 1984

POPP, DR. FRITZ-ALBERT: *Biophotonen. Ein neuer Weg zur Lösung des Krebsproblems.* Verlag für Medizin Dr. Ewald Fischer, Heidelberg, 2., verb. und erw. Auflage, 1984

RUSCH, DR. HANS PETER: *Naturwissenschaft von morgen.* Hans Georg Müller Verlag KG, Krailling 1985

SCHNITZER, J. G. und SCHNITZER, M.: *Schnitzer-Intensivkost, Schnitzer-Normalkost.* Schnitzer-Verlag, St. Georgen 1985

SCHÖNECK, ANNELIES: *Milchsäuregärung zu Hause — eine praktische Anleitung zur gesünderen Ernährung mit vielen Rezepten.* Harsch-Verlag, Karlsruhe, 6. Auflage 1987

SCHÖNECK, ANNELIES: *Sauer macht lustig … Milchsaures Gemüse — gesunde Rohkost für das ganze Jahr.* Verlag Freies Geistesleben, Stuttgart 1990

Stiftung Warentest, TEST: *Sonderheft Ernährung*. Hrsg.: Stiftung Warentest, Mai 1990

Troníčková, Eva: *Gemüse*. Illustrationen von Z. Krejcová. Dausien-Verlag, Hanau 1985

Zabel, Prof. Dr. Werner: *Die interne Krebstherapie und die Ernährung des Krebskranken*. Bircher-Benner-Verlag, Bad Homburg v. d. Höhe, 14. Auflage, 1990

Herstellernachweis

Bio-Snacky und Hydro 12 sowie
Samen für die Sprossen- und Grünkrautzucht:
Biokosma GmbH, Postfach 5509
78434 Konstanz
oder in Reformhäusern

Bioferment:
Bionic GmbH & Co KG
Postfach 1149
25899 Niebüll
oder in Reformhäusern

Stichwortverzeichnis

Rezepte von A bis Z

DANKSAGUNG

Danke an alle, die mitgeholfen, besonders
BARBARA GÖRRES.

Dank auch an PROF. DR. FRITZ-ALBERT POPP
für die ermöglichte Einsicht in seine Arbeit
am Institut für biologische Zellforschung
in Kaiserslautern.

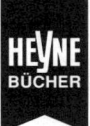

Die größte Kochbuch-Spezialsammlung!
Praktisch, handlich, preiswert

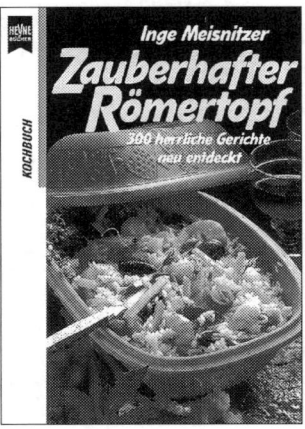

07/4646

Wilhelm Heyne Verlag
München

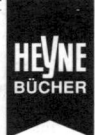

Gesunde Küche
leichtgemacht

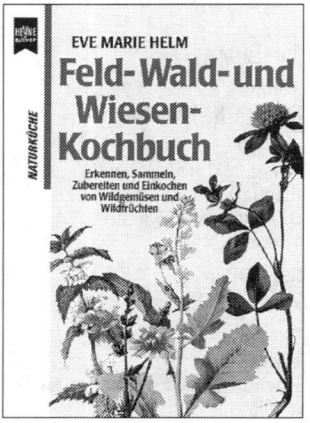

07/4295

Außerdem erschienen:

Rose-Marie Nöcker
Sprossen und Keime
07/4325

Rose-Marie Nöcker
**Das große Buch der Sprossen
und Keime**
07/4632

Amadea Morningstar /
Urmila Desai
Die Ayurveda-Küche
07/4633

Rose-Marie Nöcker
Lichtkost
07/4640

Wilhelm Heyne Verlag
München